Fischer
Die 100 besten Tips für einen
gesunden Rücken

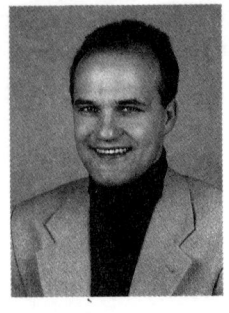

Dr. med. Jürgen Fischer (*1958) ist Arzt für Orthopädie, Sportmedizin, Chirotherapie und rehabilitative und physikalische Medizin in eigener Praxis in Darmstadt. Sein Spezialgebiet sind die Störungen des Bewegungsapparates und deren konservative und natürliche Behandlungsmöglichkeiten. Er ist langjähriger Referent für Gesundheitsverbände, Kongresse sowie Funk und Fernsehen und hat selbst vorbeugende Rückenmodelle entwickelt und darin auch ausgebildet.

Co-Autoren und Autorinnen:

D. Breithecker, Sportphilologe des Bundesverbandes zur Förderung haltungs- und bewegungsauffälliger Kinder und Jugendlicher, Mainz

W. Gaber, Dr. med., Arzt für Arbeitsmedizin und Flughafenarzt Frankfurt a.M.

B. Geue, Dr., Diplom-Psychologe, Bad Mergentheim

S. Gretz, ambulant tätige Krankengymnastin, Wiesbaden

H. Hoeppner, Landespräsident Bodybuilding Luxemburg

W. A. Laabs, Dr. med., Chefarzt der Klinik für Unfallchirurgie und Leiter der Schule für Chirogymnastik, Wilhelmshaven

W. Lutz, Sportlehrer und Geschäftsführer der Motio GmbH, Karlsruhe

M. Proksch, Sportpädagoge, Mörlenbach

U. Sterz, leitende Krankengymnastin des Rehabilitationszentrums Hochheim

H. J. Taufertshöfer, Fitneß-Lehrer und Studioleiter, Mörlenbach

Dr. med. Jürgen Fischer

Die 100 besten Tips für einen gesunden Rücken

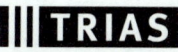

Leserservice

Wenn Sie Fragen oder Anregungen zu
diesem Buch haben, schreiben Sie uns:
TRIAS Verlag
Postfach 301107
D-70451 Stuttgart

Umschlaggestaltung:
Cyclus · D + P Loenicker, Stuttgart

Lektorat:
Heike Herrberg

Umschlagfotos:
Photodisc

Die Deutsche Bibliothek –
CIP-Einheitsaufnahme

Die 100 besten Tips für einen
gesunden Rücken / Jürgen Fischer. –
Stuttgart : TRIAS, 1998

Die erste Ausgabe dieses Buches ist
1994 mit dem gleichen Titel bei Chap-
man & Hall GmbH, Weinheim, erschie-
nen.

Gedruckt auf chlorfrei gebleichtem
Papier

© 1998 Georg Thieme Verlag,
Rüdigerstraße 14, 70469 Stuttgart
Printed in Germany
Satz und Druck: Druckhaus Götz GmbH,
71636 Ludwigsburg
(CCS Textline, Linotronic 630)

ISBN 3-89373-449-X   1 2 3 4 5 6

Einleitung: Die Hintergründe 9

Tip 1 bis 30

Einleitung: Die Hintergründe

Wahrscheinlich war der Rückenschmerz bei Ihnen die Haupt-
triebfeder, dieses Buch in die Hand zu nehmen und sich der
Mühe hinzugeben, die folgenden Kapitel zu lesen. Es ist das
ureigene Problem der Medizin, daß es kaum gelingt, vor dem
Auftreten von Symptomen vorbeugende Maßnahmen zu vermitteln. Riesige Geldmengen und aufwendige Propaganda-
aktionen verpuffen wirkungslos: So wie sich kein Raucher von
der Aufschrift »Rauchen schadet Ihrer Gesundheit« von der Zi-
garette und kein Kind sich durch den Hinweis auf Karies von
Süßigkeiten abhalten läßt, so läßt sich der Durchschnitts-
bürger nicht durch ermahnende Worte von Fehlhaltungen und
Überlastungen abhalten, solange sie nicht direkte Schmerzen
verursachen.

Daher ist es sehr wahrscheinlich, daß auch Beschwerden Ihres
Rückens erst die Motivation zum Lesen dieser Zeilen waren.
Mit den Schmerzen im Kreuz sind wir jedoch nicht allein. Über
90 % aller Westeuropäer plagen sich mehr oder weniger stark
bis zum dreißigsten Lebensjahr mit Kreuzschmerzen. Wer
kennt nicht den Schmerz beim Aufstehen nach längerem Sitzen, dumpf ziehend, tief in der Lendenwirbelsäule, sowie den
mühseligen Versuch, durch Räkeln und Dehnen, durch Beugen
und Strecken diesen Quälgeist zu beseitigen? Wer fühlt (noch)
nicht nach längerer gebückter Gartenarbeit beim Aufrichten
den plötzlich stechenden Schmerz, das Gefühl, als breche man
im Kreuz ab? Wer hat sich noch nicht nach längerer Erholungs-
phase, nach längerem Schlafen beim Aufstehen über Beschwerden im Bereich der Halswirbelsäule oder der Lendenwirbelsäule gewundert, sie dann auf die schlechte Matratze
oder den unruhigen Schlaf geschoben und auch hier durch al-
lerlei Verrenkungen versucht, den Schmerz zu verjagen?

Wirbelsäulenschäden bedrohen jeden!

Erschreckend ist, daß der Kreuzschmerz nicht mehr das Symptom der älteren Generation ist. Gehörte früher der Kreuzschmerz zum alten Menschen, so klagen heute immer mehr junge Menschen über quälende Rückenschmerzen. Die Zunahme der Schmerzen bereits im Kindesalter, die zu Behandlungen und Untersuchungen führen, hätte bereits landesweit zu schrillem Läuten von Alarmglocken führen müssen. So ist längst nicht mehr der Herzinfarkt oder gar der Krebs die Hauptursache für den Verlust der Erwerbs- oder Berufsfähigkeit, sondern die Wirbelsäulenschäden haben die Spitze übernommen. Jeder zweite Rentenantrag in der Bundesrepublik Deutschland wird wegen Wirbelsäulenschäden gestellt. Dies zeigt, daß Erkrankungen der Wirbelsäule nicht nur zur »Volksseuche Nummer eins« und damit zur Bedrohung eines jeden geworden sind, sondern daß sie auch zu Milliardenverlusten im Gesundheitssystem führen. Die Tendenz ist hierbei nach wie vor steigend. Als geradezu dramatisch muß der Anstieg in den hochentwickelten Industrieländern bezeichnet werden. Der Gipfel der Erkrankungshäufigkeit liegt hier bereits in der Hauptschaffensperiode bis zum vierzigsten Lebensjahr! Mehr als zwei Drittel aller im Laufe des Lebens auftretenden Bandscheibenerkrankungen sind bis zu diesem Zeitpunkt bereits als Schmerzursache in Erscheinung getreten.

Seltsamerweise machen sich die Schmerzen nicht gleichmäßig entlang der Wirbelsäule bemerkbar, sondern zeigen zwei Brennpunkte: das Kreuz, das heißt die Lendenwirbelsäule, und die Halswirbelsäule. Fast zwei Drittel aller Rückenbeschwerden treten in der Lendenwirbelsäule, im Volksmund »dem Kreuz«, auf. Kennzeichnend hierfür ist der Satz: »Das Kreuz mit dem Kreuz«. Etwa ein Drittel der Beschwerden treten in Form von Nacken- oder Kopfschmerzen zutage. Die Brustwirbelsäule ist mit knapp 2 % deutlich nachrangig. Was für den Laien noch verwunderlich erscheint, ist für Eingeweihte weniger erstaunlich. Die Wirbelsäule ist aufgrund ihrer Zusammensetzung eines der kompliziertesten und belastetsten Bauwerke unseres Körpers. Mehr als hundert Gelenke und mehr als zweihundert

Muskeln führen erst im Zusammenspiel dazu, daß die Wirbelsäule einerseits stützt, andererseits unsere außergewöhnliche Beweglichkeit ermöglicht. So vielfältig wie der Aufbau sind auch die Ursachen für Rückenschmerzen: Mehr als fünfhundert Ursachen werden genannt. Ohne die Statistik übermäßig zu strapazieren, sind es jedoch nicht die klassischen dramatischen Erkrankungen, wie zum Beispiel Rheuma oder Wirbelbrüche, die zu Symptomen führen, sondern alltägliche Belastungen, die fast 80 % aller Erkrankungen verursachen.

So vielfältig wie die Ursachen, so unterschiedlich ist der Schmerz: Am häufigsten finden wir den dumpfen, kaum richtig lokalisierbaren, ziehenden Schmerz. Demgegenüber ist der engumschriebene stechende, fast punktförmige Schmerz seltener. Der chronisch schleichend einsetzende, in der Lendenwirbelsäule vorhandene Schmerz wird als *Lumbago* bezeichnet. Demgegenüber heißt der akut und plötzlich einsetzende Schmerz im Volksmund Hexenschuß. Der Schmerz kann einerseits nach Entlastungsphasen, zum Beispiel nach längerem Liegen auf dem Sofa oder im Bett, aber auch nach Belastung, zum Beispiel bei der Gartenarbeit o. ä., auftreten.

Der verflixte aufrechte Gang

Worin sind die Ursachen zu suchen, die die Rückenschmerzen verursachen? Es ist nie eine einzige Ursache, sondern fast immer eine Mischung aus äußeren und inneren Faktoren, die die Auslöser sind.

Eine der wichtigsten Ursachen für unsere Anfälligkeit ist der aufrechte Gang. Bei Vierfüßlern sind Kreuzschmerzen in der uns bekannten Weise nicht vorhanden. Bei allen Vierfüßlern ist die Wirbelsäule horizontal und wird an beiden Enden, zuerst am Kopf und dann am Schwanzende, durch Beine unterstützt. Dazwischen hängt sich die Wirbelsäule, ähnlich einer Brücke zwischen zwei Pfeilern, auf. Sie befindet sich dadurch in einer stabilen waagerechten Lage. Die Belastung ist gleichmäßiger entlang der gesamten Wirbelsäule verteilt. Mit zunehmender Aufrichtung verlagert sich das Belastungszentrum immer weiter fußwärts. Die Stabilität geht mit zunehmender Aufrichtung verloren. Die Wirbelsäule ist nun als Turm aus einzelnen Bausteinen aufgebaut. Je höher der Turm und je mehr Bausteine, um so weniger stabil ist das ganze System. Und noch etwas hat die Wirbelsäule mit dem Turm gemeinsam: Je weiter unten ein Baustein gelegen ist, um so größer ist das auf ihm ruhende Gewicht. Diese beiden mechanischen Erkenntnisse sind direkt auf unsere Wirbelsäule übertragbar: Je senkrechter unsere Wirbelsäule ist und je mehr Einzelbausteine sie hat, um so instabiler wird das System.

Die Sache mit der Vererbung

Je weiter unten ein Baustein (Wirbelkörper oder Bandscheibe) gelegen ist, um so höher ist das tragende Gewicht. Neben diesem ersten Risikofaktor der Aufrichtung wurde einzelnen von uns aber noch ein zusätzlicher Risikofaktor in die Wiege gelegt: eine vererbte Anfälligkeit der Wirbelsäule.

Wir wissen heute, daß bei bestimmten Erkrankungen, zum Beispiel der häufigsten Form des Kleinwuchses, die Wirbelsäule erheblich weniger belastbar ist als beim Gesunden und schon im frühen Kindes- oder Jugendalter schwere Schäden zeigt. Bis zur völlig gesunden Wirbelsäule, die gut belastbar ist, gibt es stufenlos alle Übergangsformen. Sind nicht deutlich äußerlich erkennbare Symptome wie der Kleinwuchs vorhanden, so ist uns dieser Erbfaktor meist nicht bewußt. Einen gewissen Hinweis können Eltern oder Großeltern liefern. Sind bei ihnen in relativ frühen Jahren schon Rückenschmerzen aufgetreten, so ist die Wahrscheinlichkeit, daß eine erblich bedingte Belastung mitgegeben wurde, um so höher, je früher die Beschwerden bei den Eltern aufgetreten sind. Natürlich wird jetzt sofort der Einwand kommen, daß die älteren Generationen oft wesentlich stärkeren körperlichen Arbeiten und Belastungen unterworfen waren und daher diese frühen Kreuzschmerzen hatten. Wie gleich erläutert werden soll, ist dieser Zusammenhang jedoch nicht zwingend.

Sich regen bringt Segen

Um zu erläutern, warum körperlich schwere Arbeit kein Risikofaktor sein muß, schlagen wir, ohne den späteren Kapiteln vorzugreifen, einen etwas größeren Bogen. Wie bekannt, setzt sich der Rücken aus vielfältigen Strukturen – aus Wirbelkörpern, das heißt den Knochen, den dazwischenliegenden Bandscheiben, Bändern und Muskeln – zusammen und bildet ein komplexes System. Die Bandscheibe hat in diesem System eine Sonderstellung. Während fast alle Organe unseres Körpers die Nährstoffe durch Blutgefäße erhalten, die wie ein Versorgungssystem unseren gesamten Körper durchziehen, fehlt der Bandscheibe dieses entscheidende Ernährungssystem. Die Bandscheibe ist im Inneren blutleer und besitzt keinerlei Blutgefäße. Somit kann die Anlieferung von Nährstoffen und Sauerstoff sowie der Abtransport von Abfallstoffen nicht in üblicher Weise erfolgen. Die Bandscheibe ernährt sich auf anderem Wege.

Stellen wir uns einen Schwamm vor, wie wir ihn etwa zum Autowaschen benutzen. Die Aufgabe ist folgende: Wir sollen einen Austausch von Flüssigkeit zwischen Schwamm und Umgebung herbeiführen. Ganz simpel, werden wir sagen, wir tauchen den Schwamm ausgepreßt ins Wasser und lassen ihn los, dann saugt er Flüssigkeit aus der Umgebung auf. Beim Auspressen gibt er die Flüssigkeit wieder ab, um beim erneuten Loslassen wieder Flüssigkeit aufzunehmen.

Mit genau diesem Mechanismus ernähren sich auch die Bandscheiben. Durch Belastung wird Flüssigkeit aus der Bandscheibe herausgepreßt, bei Entlastung nimmt die Bandscheibe Flüssigkeit auf. Somit ist der Wechsel zwischen Belastung und Entlastung wichtig für die Ernährung der Bandscheibe. Daneben besitzen die Knochen und Muskeln Regulationsmechanismen, die eine Anpassung an Belastung und Entlastung ermöglichen. Wie die Muskulatur nimmt auch die Masse der Knochen und damit die Belastbarkeit bei ständigem körperlichen, dynamischen Training zu.

Leben im Sitzzeitalter

In unserer heutigen Zeit nimmt die statische Belastung unserer Wirbelsäule jedoch durch einseitige, monotone Haltungen immer mehr zu. Dies beginnt schon bei den Kindern. Der natürliche Bewegungsdrang unserer Kinder wird immer mehr gebremst, am deutlichsten im Schulalter, wo praktisch der gesamte Vormittag »abgesessen« wird. Der natürliche Spieltrieb wird mehr und mehr in gleichförmige technische Spielrichtungen gedrängt. Das Sitzen vorm Fernseher, das passive Konsumieren der von morgens bis abends dargebotenen Filme wird »ergänzt« durch Computerspiele und ähnliches mehr. Dies setzt sich fort an den weiterführenden Schulen und Hochschulen: Sitzen bei Hausaufgaben, Sitzen beim Mittagessen, Sitzen beim Studium, Sitzen am Arbeitsplatz – Sitzen, Sitzen, Sitzen. Wir befinden uns, so könnte man später diese Periode beschreiben, im Sitzzeitalter.

In diesen monotonen Phasen wird unsere Bandscheibe einseitig belastet und damit der Saft aus ihr herausgepreßt. Der Bandscheibe fehlen die Bewegungsphasen, die wechselrhythmische Bewegung, das heißt das Beugen, Strecken, Sitzen, Bükken, Aufrichten. Dieser Wechsel führt zu einem Auspressen und Aufsaugen der Flüssigkeit und damit zum ständigen Flüssigkeitsaustausch, das heißt zur Ernährung der Bandscheibe. Durch den fehlenden Bewegungsreiz wird unsere Muskulatur wenig trainiert, das heißt, ihre Dauerbelastbarkeit nimmt gegenüber den früheren, körperlich stärker arbeitenden Generationen mehr und mehr ab.

Betrachten wir uns jetzt selbst, ohne die Haltung zu verändern. Wahrscheinlich sitzen wir bequem, entspannt, lässig auf einem Stuhl oder im Sessel. Setzen wir uns dann gerade, richten den Rücken auf, ziehen den Bauch ein, nehmen die Schultern leicht nach hinten und strecken den Kopf nach oben. Diese bewußte Anspannung, nämlich das Strecken der Wirbelsäule unter Benutzung der Muskulatur, ist die sogenannte aktive aufrechte Haltung, im Gegensatz zur schlaffen oder passiven, aber wesentlich bequemeren Haltung vorher. Hierbei wird die Belastung jedoch nicht von der Muskulatur, sondern von den Wirbelkörperknochen, den Bändern und der Bandscheibe, den passiven Strukturen, getragen. Wir belasten die Wirbelsäule hierbei wesentlich stärker als in der aktiven Phase. Aktive aufrechte Haltung können wir jedoch nur relativ kurze Zeit aufrechterhalten, und schleichend, fast unbewußt, werden wir in wenigen Minuten wieder in der passiven Haltung hängen.

Haltung als Spiegel der Seele

Hier liegt ein weiterer Risikofaktor für Rückenschmerzen: Der zunehmende Fall in die passiven Haltungsmuster und damit verstärkten Belastungen unserer Wirbelsäule. Als zusätzlicher Mechanismus kommen die immer früher einsetzenden Fehlhaltungen im Kindes- und Jugendalter hinzu. Bereits hier wird der Samen für die später auftretenden Rückenschmerzen gepflanzt. In der Art, wie wir sitzen, stehen und gehen, zeigt sich jedoch nicht nur die Aktivität oder Passivität unserer Muskulatur, es zeigt sich darin auch unser aktueller Gemütszustand. Man könnte überspitzt sagen, die Haltung ist ein direkter Spiegel unseres Seelenzustands. Uns allen sind Menschen bekannt, die Selbstsicherheit und Zufriedenheit ausstrahlen. Wie tun sie das? Es ist ihre Haltung, Gestik, Mimik, ihr Verhaltensmuster, welches uns dies signalisiert. Der aufgerichtete Kopf, die herausgestellte Brust, ein selbstsicherer Gang verdeutlichen das am eindrucksvollsten. Genauso erkennen wir den Gedrückten, Niedergeschlagenen, dessen Ehe gerade zu Bruch gegangen ist, der seinen Arbeitsplatz verloren hat, der mit Problemen belastet ist: der eher vorgeneigte Kopf, die vornübergebeugte Haltung, das eher schleichende Gedrückte. Das selbstsichere Bewegungsmuster entspricht mehr einer aktiven Haltung, während das niedergeschlagene Bewegungsmuster der passiven, schlaffen Haltung verblüffend ähnlich ist.

Moderne Untersuchungen zeigen eindrücklich, daß aktuelle Konflikte oder ungelöste Probleme, sei es in Familie, Beruf oder Gesundheit, einen erheblichen Risikofaktor für einen Bandscheibenvorfall darstellen. Je länger und intensiver uns ein Konflikt quält, um so größer ist das Risiko. Niedergeschlagenheit und Kummer werden sehr häufig von Rückenschmerzen begleitet als direktem körperlichem Ausdruck unserer Seele.

Der zunehmende Problemdruck, der zunehmende Streß in Beruf und Familie sowie zunehmende Verunsicherung durch unsere schnellebige Zeit stellen somit einen zusätzlichen, vielleicht sogar den in Zukunft wichtigsten Risikofaktor für Rückenschmerzen dar.

Könnten Sie spontan sagen, was Sie aktuell gegen Ihre Rückenschmerzen tun? Zunächst fallen Ihnen wahrscheinlich Räkeln, Strecken, Biegen ein, um den quälenden dumpfen Schmerz zu beseitigen. Spontan, und das ist bei allen Patientinnen und Patienten mit Rückenschmerzen nachzuweisen, nimmt man eine Schutz- oder Schonhaltung ein. Es ist eine Haltung, in der der Schmerz am geringsten ist. Bewegungen, die den Schmerz verstärken oder auslösen, werden vermieden oder betont langsam durchgeführt. Hat dies nicht den gewünschten Erfolg und bleiben die Beschwerden bestehen oder treten sie häufiger auf, so führen die meisten Betroffenen eine Selbstbehandlung durch. Diese Selbstbehandlung berücksichtigt das, was man selbst weiß oder was die nähere Umgebung empfiehlt. Die Behandlung ist relativ unsystematisch. Man benutzt das, was greifbar ist, und vermeidet einen größeren Aufwand.

Muß eine neue Matratze her?

Eine Analyse der Schmerzauslöser und der Schmerzcharakteristik erfolgt nicht. Das gesamte Symptom wird so beschrieben: »Ich habe Rücken- oder Kreuzschmerzen.« Wie wir inzwischen wissen, ist jedoch die Ursache der Schmerzen sowie die Art und Charakteristik des Auftretens vielfältig. Die ständig unter Kreuzschmerzen Leidenden haben sicher schon daran gedacht, der Matratze die Schuld anzulasten; andere haben daraus auch bereits Konsequenzen gezogen. Wer kennt sie nicht, die Versprechungen der Werbung, durch sogenannte Bandscheiben- oder Rheumamatratzen, durch Spezialkissen und durch Unterlagen Rückenschmerzen wegzuzaubern? Manchmal gelingt es, in anderen Fällen bleibt die teure Matratze ohne jede Wirkung.

Auch hier ist unsystematisches Vorgehen häufig die Ursache für das Versagen der Maßnahmen. Die Matratze soll Belastung gleichmäßig verteilen. Sie soll dort, wo wenig Belastung auf die Unterlage kommt, den Körper stützen und ihn halten, ohne jedoch die Bewegungsfreiheit, die jeder Mensch im Schlaf braucht, einzuschränken. Die schlechteste Matratze ist die, die wie eine Schüssel durchhängt und eine tiefe Kuhle bildet. Hierbei wird keine gleichmäßige, sondern eine punktförmige Belastung herbeigeführt. Die Wirbelsäule hängt durch, einzelne Muskelgruppen werden überdehnt, andere Regionen unter verstärkten Druck gesetzt. Der notwendige Bewegungsspielraum wird eingeschränkt, da man immer wieder in die Kuhle zurückrutscht. Daneben muß der Oberflächenatmung, der Aufnahme von Schweiß und einer ausreichenden Belüftung der Körperoberfläche Rechnung getragen werden. Eine Abstimmung von Matratze und Bettrost ist notwendig.

Die von den einen gepriesenen brettharten Unterlagen führen bei anderen zu Schmerzverstärkungen. Von Nachbarn oder Freunden besonders empfohlene weiche, anschmiegsame Matratzen haben unter Umständen eine völlig gegenteilige Wirkung, da der Härtebedarf an die Matratze individuell ist. Häufig wird sehr viel Geld investiert, da man davon ausgeht, daß teure Matratzen auch zu einer guten Behandlung der Wirbelsäule führen: Je mehr Geld, desto größer der Erfolg, je teurer, desto weniger Rückenschmerzen . . . Fehlschläge sind hier praktisch vorprogrammiert. Denn Gesundheit kann man sich nicht durch eine teure Matratze erkaufen. Aber was ist dann konkret zu tun?

Auf durch den Behandlungsdschungel!

So vielfältig wie die Ursachen, so vielfältig sind auch die angebotenen Behandlungsmaßnahmen. Fast von allen Seiten – vom Kaufhaus bis hin zur Apotheke, vom Fitneßstudio bis zum

Nachbarn, vom Orthopäden bis zur Heilpraktikerin, vom Psychologen bis zu den Illustrierten – wird ein fast undurchdringbares Dickicht an Behandlungsratschlägen gegeben. Das reicht von den Überlieferungen und Ratschlägen von Laienhelfern, Nachbarn und Eltern (»Hättest du dein Kreuz warm gehalten ...« – »Zieh dich warm an, sonst bekommst du Rückenschmerzen!«) über das Katzenfell bis hin zu Wärmepflastern. Hinzu kommen Spezialpillen und Spritzen, elektrische Apparate oder hochspezialisierte operative Verfahren. Wer soll sich in all dem noch zurechtfinden?

Bisherige Ratgeber berücksichtigen meist das, was schulmedizinisch anerkannt und gelehrt wird. Vieles geht dadurch verloren, was überlieferungsbedingt Generationen von Geplagten Hilfe gebracht hat. Die moderne Medizin beginnt gerade jetzt wieder, teilweise verschüttete überlieferte Therapien zu analysieren und in das moderne Behandlungskonzept einzubeziehen. Noch vor Jahren verteufelte Behandlungen werden plötzlich wiederentdeckt, da sie entgegen allen Vorhersagen doch vielen Patientinnen und Patienten Hilfe brachten. Auch von Sportpädagogen, aus Erkenntnissen bei Bodybuilding und Fitneßübungen, aus modernen Trainingsmethoden, Studien des Ernährungseinflusses, Erfahrungen von Psychologen, Heilpraktikern, Krankengymnasten, Ärzten, Arbeitsmedizinern und Chirogymnasten können wir wirkungsvolle Tips bekommen bzw. ableiten.

Ziel des vorliegenden Buches ist es, aus diesem vielfältigen Erfahrungsschatz das Beste herauszufiltern und es verständlich und einprägsam darzustellen. Dabei sind wir offen für Verbesserungen, Kritik oder Mitteilungen von Erfahrungen in Form von Ratschlägen und Tips, die wir dann vielleicht in die nächste Auflage für die vielen Tausenden von Geplagten einarbeiten können.

Nun aber liegt es an den Leserinnen und Lesern, die folgenden Kapitel nicht nur zu lesen, sondern die Tips auch in die Tat umzusetzen. Das ist vielleicht der beste und wichtigste Tip des Buches.

Tip 1 bis 30

Tip 1 **Überfordern Sie sich nicht**

Mit Überfordern ist hier nicht nur gemeint, daß man zu schwere Lasten hebt oder sich beim Tragen oder Stemmen viel zumutet, sondern jegliche Form von körperlicher oder seelischer Überforderung. Schon unsere Umgangssprache bringt den Zusammenhang von Seele und Körper zum Ausdruck. Die Formulierungen »nichts auf die leichte Schulter nehmen« oder »er wird durch das Leid geknickt«, »sie fühlt sich von einer zentnerschweren Last erdrückt« weisen darauf hin, daß der Seelenzustand direkte körperliche Auswirkungen hat. Häufig wird hierbei das körperliche Symptom, der Schmerz, behandelt, während die eigentliche – psychische – Ursache unerkannt und damit unbehandelt bleibt. Der psychische Druck führt immer wieder zu erneutem Auslösen von Schmerzen. Eine der wichtigsten seelischen Ursachen von Rückenbeschwerden in unserer modernen Leistungsgesellschaft ist, daß man sich selbst überfordert. Was heißt das konkret?

Jeder/jede von uns steckt sich im privaten und im beruflichen Bereich größere oder kleinere Ziele, die er/sie zu erreichen versucht. Dies betrifft einerseits Kleinigkeiten, die unbewußt ablaufen, zum Beispiel: welche Wäsche heute gebügelt wird, welcher Teil des Gartens heute vom Unkraut befreit wird, welche Besorgungen noch zu erledigen sind, daß der Gartenzaun bis zum Wochenende gestrichen sein muß, oder daß das Abendessen bis 19.00 Uhr fertig sein muß. All das sind kleine Leistungsziele, die man sich selbst steckt. Im größeren Rahmen sind insbesondere berufliche oder längerfristige private Ziele selbstgesteckte Meilensteine, an denen wir uns messen.

Ganz unbewußt setzen wir uns Ziele, von denen wir selbstverständlich annehmen, daß wir sie auch erreichen. Unvorhergesehenes wirft aber die Planung oft völlig über den Haufen. So hat man beim Bügeln die Sprühstärke vergessen und muß daher noch schnell einkaufen gehen; während des Zaunstreichens entdeckt man, daß zwei Holzlatten gebrochen sind, die zunächst zu erneuern sind, man muß also zum Baumarkt, wo man selbstverständlich die notwendigen Latten nicht bekommt; die Waschmaschine geht kaputt, so daß die geplante Neuanschaffung des Wagens durch die notwendigen Reparaturkosten verschoben werden muß ... Die Liste der alltäglichen Hindernisse ließe sich beliebig fortsetzen. Betrachten Sie nur Ihren heutigen Tag. Sicher haben auch Sie sich einiges vorgenommen, was durch unvorhergesehene Ereignisse nicht erledigt werden konnte.

Man wird in gewisser Weise durch sich selbst frustriert, da man das selbstgesteckte Ziel nicht erreicht hat. Hierbei ist die Zeit einer der wichtigsten Faktoren für Leistungsdruck, Nichterreichen des gesteckten Zieles und damit Frustration und Streß. Der zeitliche Rahmen, den man absteckt, ist zu eng. Die Folge: Man überfordert sich.

Gerade aber die Tatsache, daß das gesteckte Ziel nicht erreicht werden kann und die durch Zeitmangel entstehende Hektik sowie das Vorsichherschieben von Aufgaben führen zu seelischer Anspannung. Längst ist bekannt, daß der Leistungsdruck zu Muskelverspannungen führt; der berühmte Spannungskopfschmerz ist ein typisches Symptom unserer Zeit.

Patientinnen, die einen ungelösten aktuellen Konflikt mit sich herumtragen, Patienten, die sich häufig in Zeitstreß und Hektik befinden, neigen sehr oft zu Rückenbeschwerden. Sie neigen sehr viel mehr auch zu schwerwiegenden Schäden im Bereich der Wirbelsäule bis hin zu einem gehäuften Auftreten von Bandscheibenvorfällen.

Die wichtigste Maßnahme, um seelisch bedingten Rückenschmerzen vorzubeugen, ist die Vermeidung der eigenen Überforderung. Stecken Sie Ihre Ziele niedriger, und nehmen Sie sich mehr Zeit.

Tip 2 **Unternehmen Sie jetzt etwas**

Einer der größten Fehler bei der Umsetzung dieses Buches wäre, das Buch zu Ende zu lesen und dann erst zu versuchen, das Gelesene umzusetzen. Beginnen Sie hier, heute und jetzt!

Die Sammlung der wichtigsten Tips aus vielen Wissensbereichen ist ein geballter Informationsschatz, den man nicht in der Summe, sondern nur Schritt für Schritt umsetzen kann. Das heißt: Nehmen Sie sich einen Tip vor und versuchen Sie, ihn in den darauffolgenden Tagen umzusetzen. Sie werden sehen, wie schwierig es ist, auch nur einen einzelnen Rat im Alltag konsequent zu befolgen. Viele Tips zielen auf die Änderung eines lange eingeschliffenen Alltagsverhaltens ab. Fehlhaltungen entstehen nicht von heute auf morgen, sondern schleichend. Uns selbst ist dies oft nicht bewußt. Was jedoch über viele Jahre trainiert und eingeübt wurde oder sich eingeschlichen hat, läßt sich nicht einfach so umkrempeln. Nur konsequentes Training, konsequentes Erinnern an notwendige Verhaltensänderungen führen zum Ziel. Der wichtigste Lerneffekt bleibt die Übung. Da es sich hierbei um Verhaltensmuster handelt, muß das Verhalten täglich geübt werden. Fangen Sie daher sofort mit der Umsetzung an.

Schließen Sie bitte das Buch und überlegen Sie, wie Sie heute mit Verhaltensänderungen beginnen können. Überlegen Sie, wie Ihr Stundenplan für den heutigen oder spätestens für den morgigen Tag entschärft werden kann. Verschieben Sie ruhig Termine auf morgen, aber verschieben Sie nicht die Umsetzung der Tips.

Tip 3

Machen Sie lieber leichte Übungen richtig als schwierige Übungen falsch

Klar, dieser Satz ist einleuchtend. Der Alltag zeigt jedoch, daß diese einfache Empfehlung selten befolgt wird. Blättert man in Ratgebern und medizinischen Büchern zu diesem Thema, so wird man zunächst von Fachwissen erschlagen. Die komplizierten Zusammenhänge, die Erkenntnisse der modernen Anatomie, Physiologie und Biomechanik werden in Kurzform über den Leser »ausgeschüttet«. Wozu eine Krankengymnastin oft mehrere Stunden braucht, nämlich bestimmte Muskelgruppen zu testen und dann ein gezieltes Trainingsprogramm mit dem Patienten einzuüben, das versuchen diese Bücher in Kurzform zu vermitteln. So etwas mißlingt in den meisten Fällen, und die Betroffenen geben frustriert bereits nach kurzer Zeit ihre Versuche auf. Im vorliegenden Buch sind die Tips in einfacher Form dargestellt; es ist jeweils *eine* Aufforderung zur direkten Umsetzung zu den Verhaltensänderungen oder zu den gymnastischen Übungen, die einfach nachzuahmen sind, ohne große Anleitungen oder stundenlanges Üben. Beenden Sie jedoch nicht Ihre Übungen, wenn Sie sie beherrschen; sie sind deshalb so einfach gehalten, weil sie schnell zu erlernen sein sollen, dennoch sind sie sehr effektiv. Um jedoch dauerhaften Erfolg zu haben, müssen die Übungen immer wieder angewendet werden.

Führen Sie die Übungen dieses Buches, auch wenn sie noch so einfach erscheinen, exakt nach Anleitung durch. Wiederholen Sie sie häufig, und führen Sie sie regelmäßig durch. Versuchen Sie sie in Ihren Alltag zu integrieren, so daß sie Ihnen in Fleisch und Blut übergehen.

Sitzen Sie nicht ruhig, seien Sie ein Zappelphilipp

Sicher haben auch Sie in Ihrer Kindheit oft gehört: »Sitz ruhig, zappel nicht so rum!« Was man als Kind unbewußt aus dem inneren Bewegungsdrang heraus tut, ist jedoch genau das, was der Körper braucht: keine monotone Sitzhaltung, sondern ein ständiger Wechsel der Position. Warum? Gleichgültig, welche Sitzposition man einnimmt, kommt es zu einer mehr oder minder starken Belastung der Wirbelgelenke und der Bandscheibe. Belastung heißt hier Druckbelastung. Sowohl auf die Wirbelgelenke wie auch auf die Bandscheibe wird durch das Sitzen ein nicht zu unterschätzender Druck ausgeübt. Je nach Sitzposition wird mal dieses, mal jenes Gelenk, mal diese, mal jene Bandscheibenregion stärker belastet. Sowohl den Wirbelgelenken als auch der Bandscheibe ist gemeinsam, daß sie nicht geeignet sind, monotone, längerdauernde Druckbelastungen zu ertragen. Lang andauernder Druck ohne Entlastungsphasen führt zu Ernährungsstörungen im Knorpelbereich der Wirbelgelenke und in der Bandscheibe. Durch den Wechsel der Sitzposition wird die Belastung auf zuvor nicht belastete Wirbelgelenke oder Bandscheibenregionen verlagert.

Wechsle ich nun häufig meine Sitzposition, so verlagere ich häufig die Belastung. Es wird die Bandscheibe mal mehr vorne, mal mehr hinten, mal mehr links und mal mehr rechts belastet. Dieser Wechsel zwischen Belastung und Entlastung einzelner Bandscheibenregionen oder einzelner Wirbelgelenke ist enorm wichtig für die richtige Ernährung der Bandscheibe und damit Voraussetzung für ihr gutes Funktionieren. Entlastet wird die Bandscheibe durch den Wechsel der Sitzposition. Einseitiges Sitzen macht die Bandscheiben brüchig.

Rutschen Sie auf dem Sitz mal nach vorne, mal nach hinten; sitzen Sie mal mehr links und mal mehr rechts auf den Pobakken; mal die Beine breit auf den Boden aufgesetzt, mal übereinandergeschlagen. Verhalten Sie sich wie ein Zappelphilipp (Abb. 1).

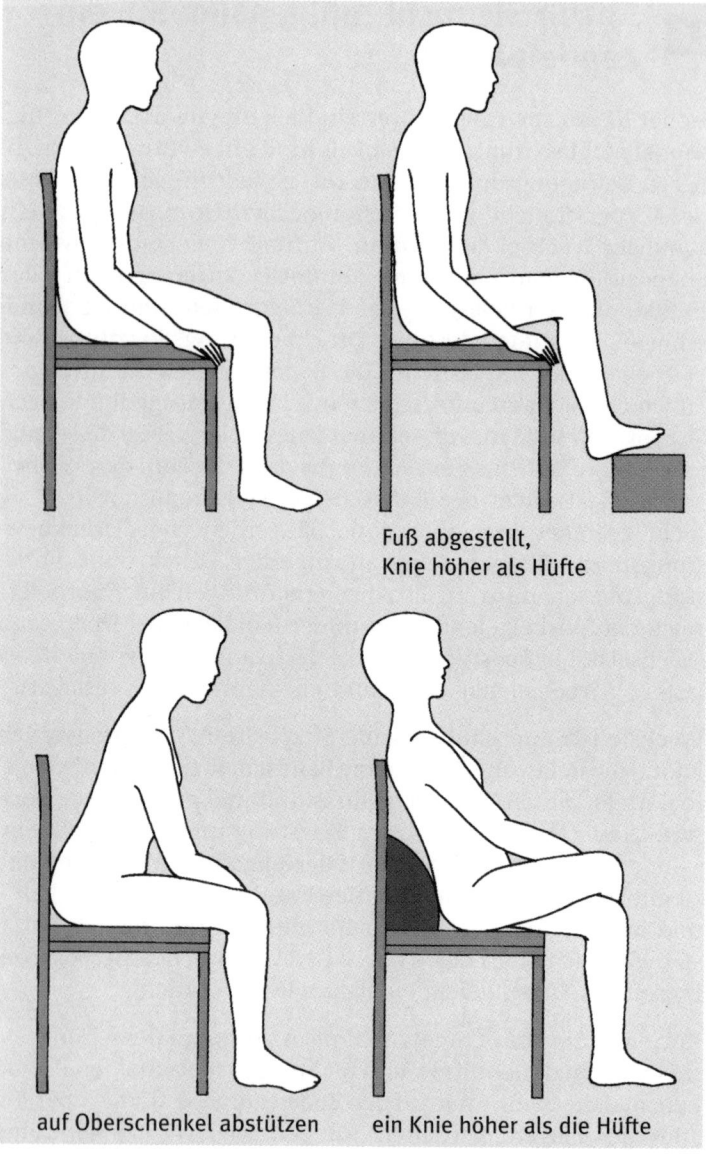

Fuß abgestellt,
Knie höher als Hüfte

auf Oberschenkel abstützen   ein Knie höher als die Hüfte

Tip 5 Freiheit für die Beine

Haben Sie schon einmal länger eingezwängt gesessen, zum Beispiel in einer engen Kirchenbank oder auf einem engen Sitz im Kino? Hier wird schmerzlich bewußt, daß das wohlige Strecken der Beine, der sonst unterbewußte Wechsel der Beinhaltung nicht mehr durchgeführt werden kann und sich schleichend zunehmende Rückenschmerzen einstellen. Beinfreiheit ist daher notwendig, um einen ausreichenden Belastungswechsel der Wirbelsäule durchführen zu können. Immer wieder ist zu lesen, es sei falsch, die Beine übereinanderzuschlagen; der eine empfiehlt das gespreizte Aufsetzen, die andere empfiehlt das Ausstrecken. Jeder hat recht oder unrecht, ganz wie man es betrachtet. Jede zwanghafte längerdauernde Beinposition verhindert den Belastungswechsel. Wichtig ist, daß die Beinposition häufiger verändert wird.

Sitzen bedeutet eine wesentlich höhere Belastung für die Bandscheibe als Gehen. Richtiges Sitzen kann jedoch auch einen enormen Vorteil bringen. Während sich beim Stehen und Gehen die untere Lendenwirbelsäule in einem mehr oder minder starken Hohlkreuz befindet und damit die hinteren Bandscheibenstrukturen belastet werden, wird beim Sitzen das Hohlkreuz zunehmend ausgeglichen. Je höher die Knie, um so stärker wird das Hohlkreuz beseitigt. Beseitigt man das Hohlkreuz, so werden die sogenannten Zwischenwirbellöcher, aus denen die Nerven des Rückenmarks austreten, erweitert. Die Nerven können freier atmen. Achten Sie also bei längerem Sitzen darauf, daß die Knie höher gelagert sind als das Becken; das verflixte Hohlkreuz, das so häufig Beschwerden verursacht, wird hierbei automatisch beseitigt. Benutzen Sie ruhig ein kleines Bänkchen, um die Füße aufzustellen. Versuchen Sie einmal im Büro, eine kleine Fußbank in der Höhe einer Schuhschachtel

---

◀ Abb. 1: Durch häufig wechselnde Sitzpositionen wird ein Wechsel zwischen Belastung und Entlastung einzelner Bandscheibenregionen erzielt.

unterzustellen. Benutzt werden kann so ziemlich alles, was eine Höhe zwischen 10 und 15 cm hat und fest genug ist, um das Gewicht der Füße zu tragen.

Tip 6 Stützen Sie Ihr Kreuz beim Sitzen

Es sollte selbstverständlich sein, daß beim Sitzen eine Rückenstütze in Höhe des Kreuzes vorhanden ist. Nur eine entlastende Sitzhaltung kann auf Dauer Beschwerden vermeiden. Ideal wäre eigentlich das Liegen; hierbei ist die Wirbelsäule am geringsten belastet. Am ehesten kommt noch der Liegestuhl im Garten diesem Bedürfnis nahe. Das läßt sich jedoch im Alltag, sei es im Büro oder beim Mittagstisch, nicht verwirklichen. Je gerader wir sitzen, desto stärker wird unsere stabilisierende Muskulatur beansprucht.

Stühle, die ständig benutzt werden, besonders im Büro, sollten in Höhe der Lendenwirbelsäule, dort, wo auch beim Sitzen noch ein leichtes Hohlkreuz verbleibt, eine nach vorn gewölbte Stütze haben. Diese sollte in der Höhe veränderbar sein, so daß sie individuell eingestellt werden kann. Sollte das nicht möglich sein, so benutzen Sie ein Kissen, das Sie sich anstelle des Lendenwulstpolsters zur Unterstützung in Ihr Kreuz schieben. Achten Sie aber darauf, daß es nicht zu kräftig aufträgt, sonst werden Sie zu stark ins Hohlkreuz gezwängt und schaden sich mehr, als es Ihnen nützt. Die Wölbung sollte gerade so stark sein, daß sie den Hohlraum, der beim Anlehnen an eine gerade Rückenlehne entsteht, ausgleicht. Anlehnen ist wichtig, denn beim Anlehnen wird ein Teil der Belastung auf die Rückenlehne übertragen (Abb. 2).

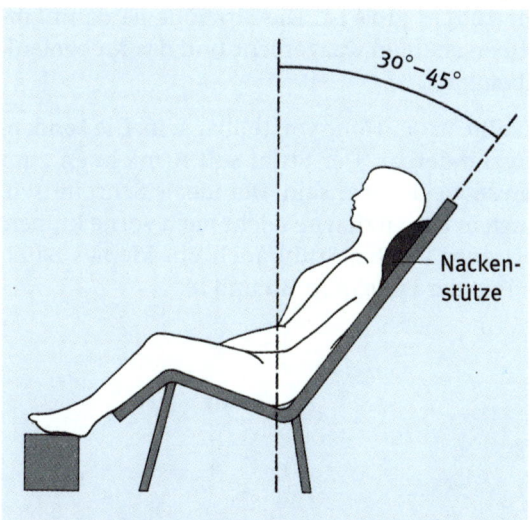

Abb. 2: Der ideale Stuhl mit breiter Rückenlehne, vollständiger Oberschenkelauflage und Nackenunterstützung.

Tip 7 | Achten Sie auf die richtige Sitzhöhe

Normalerweise sind europäische Stühle genormt. Sie richten sich nach der durchschnittlichen Höhe des Unterschenkels. Die durchschnittliche Sitzhöhe ist jedoch ein Relativmaß. So ist die durchschnittliche ideale Sitzhöhe der Italienerin eine andere als die durchschnittliche Sitzhöhe des Norwegers. Durch die großen länderübergreifenden Märkte und multinationalen Konzerne bleibt das jedoch völlig unberücksichtigt. So ist es in großen Kaufhäusern durchaus möglich, englische, norwegische, schwedische, italienische, spanische, deutsche oder andere Stühle zu kaufen. Neben der statistischen länderspezifischen idealen Sitzhöhe schwankt diese jedoch auch innerhalb der Bevölkerung ganz enorm. Was für jemanden mit einer Körperlänge von 170 cm die ideale Sitzhöhe ist, ist für den mit 195 cm viel zu niedrig. Der Bürostuhl, der auf die Sekretärin mit 185 cm eingestellt ist, ist viel zu hoch für eine Ersatzkraft, die nur 165 cm groß ist. Die Sitzhöhe ist dann korrekt, wenn der Oberschenkel waagerecht und das Kniegelenk 90–100 Grad gebeugt ist.

Der ideale Stuhl sollte in der Höhe verstellbar sein. Die Lendenstütze ist höhenveränderbar. Der Stuhl soll Armlehnen zum Aufstützen haben sowie drehbar sein. Der ideale Schreibtischstuhl läßt sich auch in der Sitzfläche leicht nach vorne kippen. Eigentlich gehört zum idealen Stuhl auch ein kleines Bänkchen zum Aufstellen der Füße (Abb. 3 a und b).

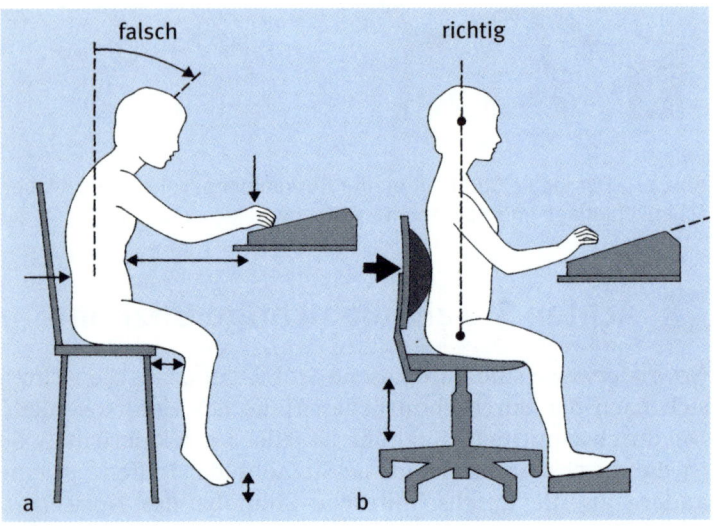

falsch   richtig

a   b

Abb. 3: (a) Der falsche Stuhl: Keine Lendenstütze, Sitzhöhe zu hoch eingestellt, zu kleine Sitzfläche, Arbeitsfläche zu weit entfernt und gerade, Kopf in Fehlposition.
(b) Der richtige Stuhl: Breiter, höhenverstellbarer Lendenwulst, Sitzhöhe individuell einstellbar, Fußschemel, Arbeitsfläche geneigt, Schulter entspannt.

Tip 8 Benutzen Sie die Hände zum Sitzen

Auf den Händen sitzen, wie soll denn das gehen? Eigentlich soll man nicht auf den Händen sitzen, sondern, genauer gesagt, die Hände während des Sitzens benutzen, um den Rücken zu entlasten. Wie geht das?

Mehr als die Hälfte aller Sitzgelegenheiten hat Armlehnen. Diese Armlehnen werden meist benutzt, um lässig die Arme aufzulegen. Sie können jedoch eine völlig andere Funktion erfüllen, nämlich der Ernährung Ihrer Bandscheibe und der Entlastung Ihres Rückens dienen. Man kann die Lendenwirbelsäule förmlich aufhängen und damit sehr effizient entlasten. Stützen Sie beide Handflächen voll auf den Armlehnen links und rechts auf. Wenn möglich, umgreifen Sie die Armlehnen fest.

Strecken Sie nun die Arme mehr und mehr im Ellenbogen. Drücken Sie die Schultern nach oben und versuchen Sie, durch kräftiges Herausdrücken aus dem Stuhl den Po über die Sitzfläche zu heben. Verharren Sie einige Sekunden so und gleiten Sie dann langsam zurück. Vermeiden Sie ein Zurückplumpsen. Der Stauchungsvorgang würde die Bandscheibe mehr belasten, als der vorherige Entlastungsvorgang nützt. Wiederholen Sie dieses Verfahren vier- bis fünfmal. Bei längerem Sitzen sollte man nach Möglichkeit alle 15 – 20 Minuten eine solche Sitzpause einnehmen.

Während des Streckens beim Sitz, während des »Sitzens mit den Armen«, wird folgendes bewirkt: Der Druck in der Bandscheibe wird soweit reduziert, daß Flüssigkeit in die Bandscheibe aufgenommen wird. Durch ein regelmäßiges Wiederholen entsteht dann ein Pumpmechanismus, der zum Flüssigkeits- und Nährstoffaustausch in der Bandscheibe beiträgt (Abb. 4).

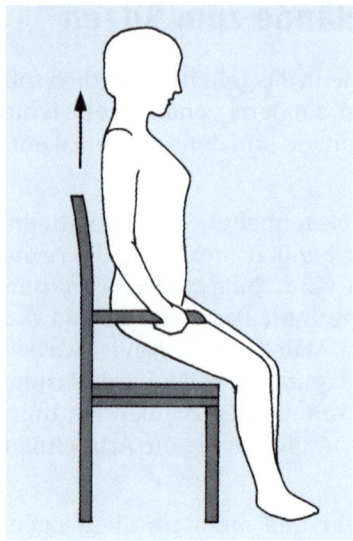

Abb. 4: Entlastung der Wirbelsäule durch Hochstemmen mit den Armen im Stuhl.

Tip 9 Kein »Lümmeln« im Fernsehsessel

Das erschöpfte Sitzen am Feierabend soll entspannend sein, wenig anstrengend und gemütlich. Man kann es keinem verdenken, der sich am Abend nach Einschalten des Fernsehers im Sessel so richtig hinlümmelt, es sich bequem macht und nicht mehr an den Rücken denkt. Erst wenn man sich nach stundenlangem bequemen Sitzen im Fernsehsessel aufrichtet, spürt man plötzlich das steifgewordene Kreuz, diesen heftigen, dem Strecken entgegenstehenden Schmerz der unteren Lendenwirbelsäule.

Der Sessel ist meist mit einer weichen, dicken Rücken- und Sitzpolsterung versehen. Diese stützt den Körper nur ungenügend. Gerade die bequeme, weiche, dickgepolsterte, gute Sesselgarnitur stützt den Rücken am wenigsten. Es kommt zu einem Hängen im Kreuz mit extremer Belastung der kleinen Wirbelgelenke, der Bänder sowie der Bandscheiben. Geschieht dies über längere Zeit – und Fernsehen wird nach statistischen

Erhebungen oft über Stunden praktiziert –, so führt es zu einer Spitzenbelastung von Bandscheibe und Wirbelgelenken. Erkennbar wird das für uns nach Beendigung des langen, bequemen Sitzens dann durch den fast immer einsetzenden Schmerz beim Aufrichten.

Mißbrauchen Sie doch einmal Ihren Fernsehsessel, und sehen Sie sich die Tagesschau im Liegen an. Legen Sie sich auf den Boden quer vor den Fernseher, und benutzen Sie den Sessel als Auflagefläche für Ihre Unterschenkel. In dieser stufenförmigen Lagerung benutzen Sie gerade den sonst außergewöhnlich rückenschädigenden Sessel als rückenentlastendes Mobiliar. In der stufenförmigen Lagerung wird der Bandscheibendruck reduziert und die Bandscheibenernährung verbessert; die Wirbelgelenke werden von dem Druck befreit und der Knorpel entlastet; die Zwischenwirbellöcher werden erweitert, so daß der Nerv mehr Platz hat und »freier atmen« kann.

Benutzen Sie keine nach hinten geneigte Sitzfläche

Eine nach hinten geneigte Sitzfläche führt zu einer vermehrten Kippung des Beckens. Die vermehrte Kippung des Beckens führt zu einer mehr oder minder starken gleichmäßigen Rundung des Rückens. Die nach hinten geneigte Sitzfläche verführt zur passiven Haltung mit vermehrter Belastung von Wirbelkörper, Wirbelgelenk, Bändern und Bandscheiben. Eine leicht nach vorn geneigte Sitzfläche führt hingegen zu einem aktiven Aufrichten; sie verführt förmlich dazu, die Muskulatur zu benutzen, um die Wirbelsäule geradezuhalten. Empfehlenswert ist daher auch zum Erlernen einer aktiven Sitzhaltung die Benutzung eines sogenannten Sitzkeiles. Dieser führt zu einer Aufrichtung der Lendenwirbelsäule: Er sollte jedoch nie längere Zeit ohne Training benutzt werden, da es sonst zum passiven Sitzen kommen kann; hierbei sinkt man mehr und mehr in ein Lendenwirbelsäulenhohlkreuz. Auch dieses bringt eine vermehrte Belastung mit sich, was dann beim Aufstehen schmerzhaft bemerkbar wird.

Man kann den Sitzkeil auch leicht aus festem Schaumstoff selbst herstellen. Verwenden Sie ihn zunächst nur stundenweise, und gewöhnen Sie sich mehr und mehr daran. Trainieren Sie hiermit Ihre Rückenmuskulatur – was die Hantel und der Expander für die Arme sind, ist der Sitzkeil für den Rücken.

Die regelmäßige, vernünftige Benutzung des Sitzkeiles führt zur Ausbildung eines sogenannten Lendenwirbelsäulen-Muskelkorsetts, das Ihre Lendenwirbelsäule wie eine Rüstung schützt (Abb. 5 a und b).

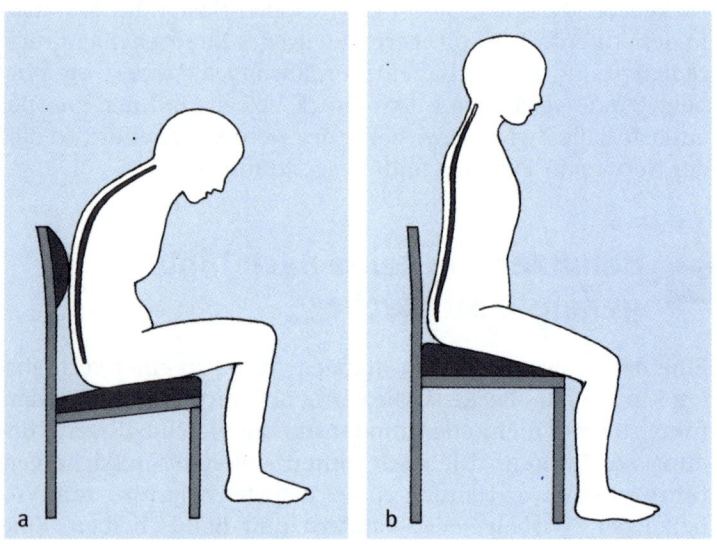

Abb. 5: (a) Nach hinten geneigte Sitzflächen verstärken die Verkrümmung und Belastung der Wirbelsäule.
(b) Ein Sitzkeil richtet die Wirbelsäule auf.

Stellen Sie höchste Anforderungen an Ihren Autositz

Tip 11

Gerade im Auto hat man nicht wie zu Hause die Möglichkeit, die Sitzposition zu wechseln. Die Möglichkeit zum aktiven Aufrichten, zum ständigen Wechsel der Sitzposition, die Möglichkeit zum sogenannten Sitz-Zappelphilipp ist nicht gegeben. Die Aufmerksamkeit des Fahrers wird vollständig vom Verkehr beansprucht. Durch die Position der Pedale und des Lenkrades ist der Bewegungsspielraum des Fahrers enorm eingeengt.

Dennoch ergibt sich ein Vorteil meist von ganz allein: Die Kniegelenke sind gewöhnlich höhergestellt als das Hüftgelenkszentrum. Diese günstige Sitzposition, die passiv durch die relativ niedrige Sitzhöhe erreicht wird, führt zu einer Abflachung der Lendenwirbelsäulenmuldung. Bei zu starker Kippung kommt es jedoch zur gegenteiligen Ausbildung eines Rundrückens. Daher sollte auch beim Autositz ein Lendenwirbelsäulenwulst vorhanden sein. Am günstigsten sind regulierbare Lendenwirbelsäulenstützen. Im Autozubehörhandel sind einfache und kostengünstige Lendenstützen erhältlich. Diese können mittels Klettverschluß oder durch Gummizüge am Sitz befestigt werden. In manchen Fällen genügt auch ein flaches Kissen, das die Lendenmuldung ausgleicht.

Der Autositz sollte um 15 bis maximal 20 Grad nach hinten geneigt sein. Durch die Schrägstellung der Rückenlehne wird das Höherstehen der Knie zum Becken ausgeglichen, die Lendenwirbelsäule gestreckt und gleichzeitig der auf der Wirbelsäule ruhende Belastungsdruck stärker auf die Rückenlehne übertragen. Je stärker die Rückenlehne geneigt ist, um so stärker ist die Lendenwirbelsäule entlastet. Bei Neigungen über 30 Grad müssen jedoch die Arme so stark gestreckt und die Halswirbelsäule so weit gebeugt werden, daß Beschwerden im Schulter-Nacken-Bereich auftreten. Daneben bergen stärker nach hinten geneigte Sitzlehnen ein erhöhtes Verletzungs- und Unfallrisiko in kritischen Verkehrssituationen.

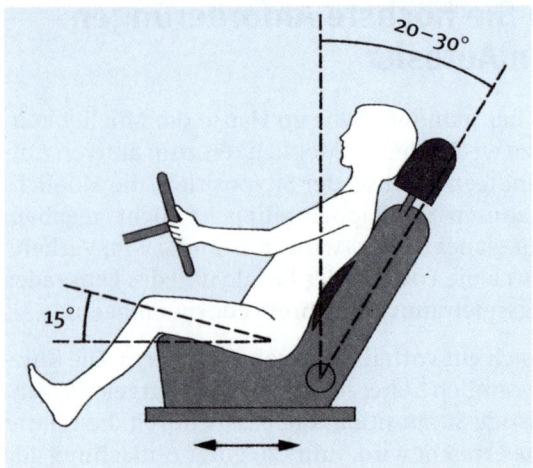

Abb. 6: Der ideale Autositz mit nach hinten geneigter Rückenlehne, vollständiger Oberschenkelauflage, Lenden- und Nackenstütze.

Am schwierigsten ist die vollständige Oberschenkelauflage herbeizuführen. Da bis auf wenige Spezialsitze die Sitztiefe fest vorgegeben ist, läßt sich hier auch durch andere Hilfsmittel keine Abhilfe schaffen. Nur relativ kostenintensive Sitze ermöglichen eine Anpassung der Oberschenkelauflage durch einen längenverstellbaren Sitz (Abb. 6).

Tip 12 | Meiden Sie Ledersohlen

Welch ein Unfug, werden Sie sagen, wo doch jahrelang die Ledersohle des Schuhes als Qualitätsmerkmal schlechthin gegolten hat. Warum soll man nun plötzlich auf Ledersohlen verzichten?

Es sind nicht nur speziell die Ledersohlen, sondern alle harten, dünnen Sohlen gemeint. Der normale Mensch macht pro Tag dreieinhalb- bis viereinhalbtausend Schritte. Jeder Schritt beginnt durch eine Schwerpunktverlagerung des Körpers nach vorne. Diese wird durch das Aufsetzen der Ferse abgefangen. Hierbei entsteht ein mehr oder minder starker Stoß. Der Stoß wird als Erschütterung auf die Hüften, Knie und Lendenwirbelsäule übertragen. Diese wird also bei einer durchschnittlichen Gehleistung dreieinhalb- bis viereinhalbtausendmal unterschiedlich stark gestaucht.

Die Stauchung wird durch verschiedene Faktoren beeinflußt. Zum einen durch das Körpergewicht: Je höher das Körpergewicht, desto höhere Impulse muß die Ferse abfangen. Daneben sind ein zackiges Gehen, das sogenannte militärische Gehen, und eine große Schrittlänge von Nachteil. Ein weiches, federndes Gehen mit kurzer Schrittlänge und Abrollen des Fußes erweist sich am günstigsten.

Schuhzurichtungen durch Einbau von sogenannten Pufferabsätzen durch den Orthopädieschuhtechniker oder Spezialeinlagen, die ähnlich wie Gelatine eine Art Stoßdämpferwirkung

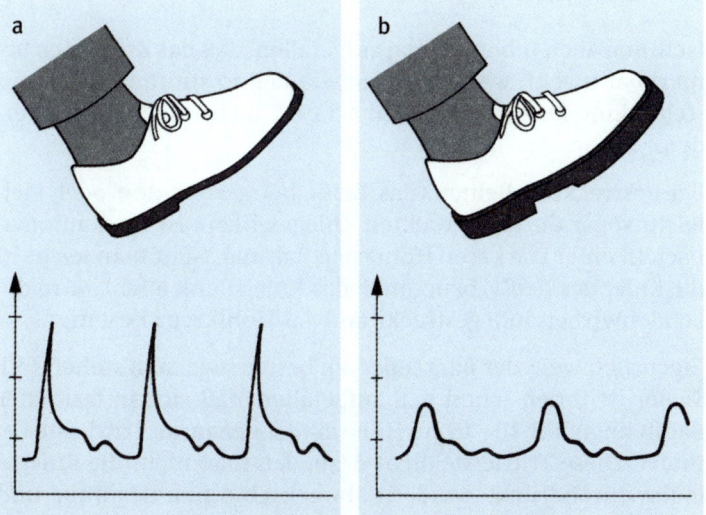

Abb. 7: (a) Hohe Stoßbelastungen durch harte Sohlen.
(b) Dämpfung der Stoßbelastungen durch weiche Sohlen.

mit sich bringen, können bei entsprechend starken Beschwerdesymptomen ärztlich verordnet werden.

Achten Sie beim Kauf von Schuhen darauf, daß gerade der Absatz möglichst weich ist. Ideal ist meist der Sportschuh. Hier wird zum Absorbieren der Sprungenergie die Sohle meistens außergewöhnlich weich gehalten. Kreppsohlen oder weiche, luftgepolsterte Sohlen haben einen ähnlichen Effekt. Dadurch kann der Impuls beim Auftreten um 40–65 % reduziert werden (Abb. 7 a und b).

Das heißt, dreitausendfünfhundert bis viertausendfünfhundert Stöße auf Knie, Hüftgelenke und Wirbelsäule werden durch das einfache Benutzen von weichen Sohlen auf die Hälfte reduziert. Ein genialer Schutz der Wirbelsäule mit einfachsten Mitteln!

Stehen Sie nicht mit gestreckten Beinen

Ist Ihnen auch schon einmal aufgefallen, daß das Kreuz sich bemerkbar macht, wenn man längere Zeit in strammer Haltung steht? Eine lässige Haltung macht oft nicht solche Beschwerden.

Bei gestreckten Beinen, das heißt bei gestreckten oder vielleicht sogar durchgedrückten Kniegelenken, ist man automatisch in einer stärkeren Hohlkreuzhaltung. Geht man leicht in die Knie, das heißt, beugt man das Kniegelenk leicht, wird die Lendenwirbelsäule gestreckt und das Hohlkreuz beseitigt.

Eigentlich weiß der Barkeeper am besten, wie man stehen soll. Sicher ist Ihnen schon mal aufgefallen, daß sich in fast jeder Bar in ungefähr 10–15 cm Höhe eine sogenannte Trittleiste befindet. Diese Trittleiste dient dazu, daß man nicht die Kniegelenke durchdrückt, sondern abwechselnd mal das linke und mal das rechte Kniegelenk beugt. Hierdurch wird das Kreuz gestreckt. Die sonst auftretenden Kreuzschmerzen bei längerem Stehen bleiben dann aus. Bleibt zu fragen, warum eine solch einfache und billige Trittleiste zwar in der Bar angebracht ist, aber sonst an anderen Orten längeren Stehens fast immer fehlt. Nutzen Sie also jede Möglichkeit, bei längerem Stehen einen Fuß zu erhöhen, sei es nun die Querleiste an einem Stuhl oder der Sockel einer Laterne. Versuchen Sie immer, ein Knie leicht gebeugt zu halten. Vermeiden Sie das Durchdrücken der Kniegelenke. Nur so werden Sie tiefsitzende Kreuzschmerzen auf der nächsten Stehparty vermeiden können.

Der alternative Tip zum Sitzen: Probieren Sie den Ball

Über das richtige Sitzen gibt es inzwischen genug Bücher, um damit Bibliotheken zu füllen. Krankenkassen, Unfallversicherungsträger, Betriebsärzte, Arbeitssicherheitsbeauftragte, Stuhlhersteller und andere haben Broschüren und Anleitungen erarbeitet, in denen die Vorgaben für rückengerechte Sitzmöbel genau beschrieben sind.

Mit unserem Tip wollen wir buchstäblich aus dem Rahmen fallen, ohne daß dabei die Gefahr besteht, vom Sitz zu fallen: Setzen Sie sich doch einmal auf einen Sitzball (Abb. 8).

Die Bälle sind mit unterschiedlichen Durchmessern zwischen 55 und 75 cm, je nach Körpergröße, im Handel erhältlich. Sie werden sich wundern, wie angenehm und sicher man auf ihnen sitzt. Und der Ball hat viele Vorteile: Er macht es möglich, dynamisch zu sitzen, das heißt, die Körperposition ständig zu verändern. Sie stabilisieren den Sitz über die Beine, die gleichzeitig mittrainiert werden, und auch das Becken ist ständig in leichter Bewegung. Der Oberkörper wird aktiv von der Muskulatur aufrecht gehalten. Das Sitzen auf dem Ball ist also ein Training für die Rückenmuskeln.

Der Ball ist keine generelle Alternative für die herkömmlichen Stühle, weil es auch wichtig ist, daß Sie die Muskulatur mit Hilfe einer Rückenlehne ausruhen. Er ist aber eine sehr sinnvolle »spielerische« Ergänzung.

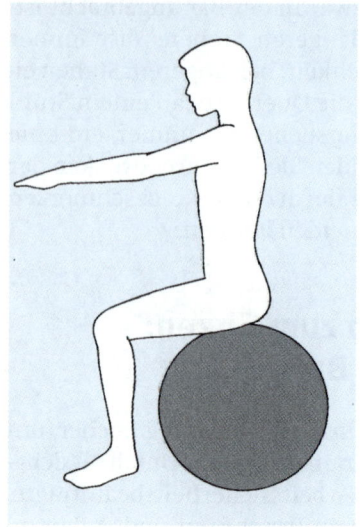

Abb. 8: Alternatives Sitzen auf einem Ball.

Wenn Sie nicht gleich mit der »Tür ins Haus«, sprich Büro, fallen wollen, probieren Sie den Sitzball doch zunächst zu Hause aus. Wenn Sie die Tagesschau aufrecht sitzend durchhalten, haben Sie den ersten Test mit Bravour geschafft. Denn es erfordert schon eine Portion Muskelkraft, lange auf dem Ball zu sitzen. Doch Sie sind mitten im Training, wenn Sie sich so um eine aufrechte Haltung bemühen, und werden bald feststellen, daß Sie immer länger auf der angenehmen Unterlage durchhalten.

Wenn Sie dann ein echter Sitzballfan geworden sind (der Bewunderung Ihrer Umgebung dürfen Sie sich sicher sein), können Sie sogar noch einige »Gymnastikübungen« ausprobieren (Abb. 9).

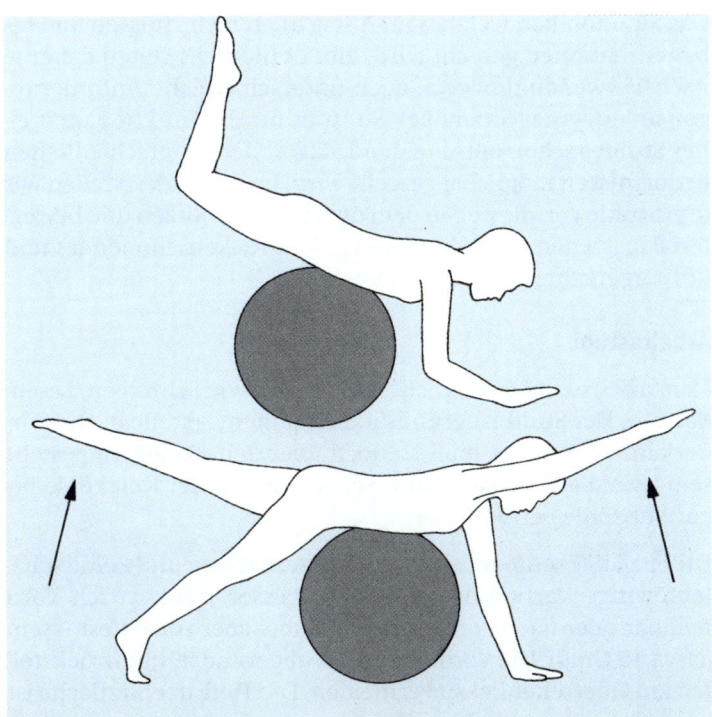

Abb. 9: Pezziballübungen zur Kräftigung/Kraftausdauer und Koordination der Rückenmuskulatur.

Tip 15 **Achten Sie auf den richtigen Unterbau**

Ob am Schreibtisch im Büro, beim Autofahren oder im bequemen Wohnsessel zu Hause, Sitzen ist für unsere Zivilisation zu einer typischen Körperhaltung geworden. Da wir aber diese für unsere Wirbelsäule ungünstige Körperhaltung nicht ganz vermeiden können, ist es wichtig, neben dem dynamischen Sitzverhalten das richtige Sitzverhalten einzunehmen und auf die Funktionalität der Sitzmöbel zu achten.

Das Sitzmobiliar, welches im Alltag allen Bedürfnissen und Lebenssituationen gerecht wird, gibt es nicht. Es gelten daher je nach Verwendungszweck auch unterschiedliche Anforderungen an ein gutes Sitzmöbel. So ist es für die Funktionalität eines Stuhles schon entscheidend, daß er den unterschiedlichen Bedürfnissen möglichst gerecht wird. Im folgenden stellen wir drei Stühle vor, die neben dem dynamischen Sitzen und bewegten Pausen den Anforderungen an ein rückenschonendes und körpergerechtes Sitzen entsprechen.

Arbeitsstuhl

Der Arbeitsstuhl ermöglicht Tätigkeiten wie Schreiben, Lesen, Basteln. Der Stuhl ist grundsätzlich höhenverstellbar. Die Vorderkante des Sitzes muß so hoch über dem Boden eingestellt sein, wie die Länge des Unterschenkels von der Kniekehle bis zur Fußsohle beträgt.

Die *Sitzfläche* sollte mindestens horizontal sein und keine schalenförmige Vertiefung aufweisen, besser jedoch nach vorn neigbar oder nach vorn geneigt – dabei aber rutschfest – sein (etwa 15 Grad). Die Vorderkante ist abgerundet, um Druckstellen am Oberschenkel zu vermeiden. Die Tiefe der Sitzfläche ist so zu bemessen, daß bei der hinteren Sitzhaltung zwischen Kniekehle (bzw. Unterschenkel) und Vorderkante der Sitzfläche genügend Spielraum (etwa zwei bis drei Fingerbreit) vorhanden ist.

Die *Rückenlehne* ist der Körperform angepaßt, höhenverstellbar und unterstützt die Wirbelsäule am oberen Beckenrand. In vertikaler als auch horizontaler Richtung ist sie gewölbt. Die *Standfestigkeit* wird durch einen Fünfsternefuß (wenn möglich rollbar) gewährleistet. Der Standfuß sollte um 360 Grad drehbar sein.

Wohnstuhl

Der Wohnstuhl ermöglicht im Wohnbereich Tätigkeiten wie Essen, Basteln, Lesen und anderes. Der Stuhl ist an Körpergröße (siehe Arbeitsstuhl) und Tischhöhe höhenangepaßt. Für

Kinder sind Fußstützen zu verwenden. Die *Sitzfläche* weist die-
selben Eigenschaften wie der Arbeitsstuhl auf. Die *Rückenlehne*
sollte unterhalb der Schulterblätter enden. Sie läuft konvex
(nach außen gewölbt) aus, was ein bequemeres Sitzen erlaubt.
Der *Standfuß* muß gut gleitend sein, eventuell vor- und rück-
wärtsrollbar, damit ein bequemeres Aufstehen möglich ist.

Wohnsessel/Ruhesessel

Der Wohn- bzw. Ruhesessel ermöglicht entspanntes und bequemes Sitzen beim Lesen, Unterhalten, Musikhören und
Fernsehen. Die *Sitzfläche* weist eine leichte (maximal 15 Grad)
Rückwärtsneigung bei guter Polsterung und rutschfester Oberfläche auf. Die Sitztiefe erlaubt genügend Freiraum zwischen
Kniekehle und Sitzkante. Eine ausreichende Sitzhöhe von etwa 38–42 cm sollte gewährleistet sein.

Die *Rückenlehne* läuft konvex (nach außen gewölbt) und keines-
falls konkav (schalenförmig nach innen gewölbt) aus. Sie endet
unterhalb der Schulterblätter und stützt die physiologische
Krümmung der Lendenwirbelsäule. Ein genügender Freiraum
für das Gesäß zwischen Lehne und Sitzfläche ist notwendig.
Dadurch wird ein weites Sitzen nach hinten ermöglicht, das
die Abstützung des Beckens sichert. Die Neigung der Rückenlehne sollte bis minimal 130 Grad rückwärts gegeben sein (Neigung von Rückenlehne und Sitzfläche sollte synchron ab-
stimmbar sein).

Eine höhenverstellbare *Kopfstütze* und eine *Nackenstütze,* die
durch ihre Wölbung die natürliche Krümmung der Halswirbelsäule stützt (ohne den Kopf nach vorn zu drücken), ergänzen
diesen Ruhesessel ebenso wie eine Fuß- bzw. Unterschenkel-
stütze, die am Sessel fixiert ist.

Tip 16 Bewahren Sie Haltung

Haben Sie einmal bedacht, daß die Aufforderung »Bewahre Haltung!« nicht nur Ihre geistig/seelische Stabilität meint, sondern in hohem Maße auch Ihren Körper? Haltung ist sicher ein weiter Begriff, und die Frage lautet natürlich: »Wann ist meine Haltung richtig?« Ihre innere Haltung spiegelt Ihre äußere wider und auch andersherum. Wenn Sie müde sind, werden Sie nicht mehr so stabil sein und sich hängenlassen. Wenn Sie Angst haben, werden Sie den Kopf einziehen; wenn Sie auf etwas stolz sind, werden Sie besonders aufrecht sein usw.

Haltung hat ein Spektrum von leger, entspannt, »herumhängend« bis zur steifen Haltung. Zu unterschiedlichen Zeiten hat auch Haltung einen unterschiedlichen Wert.

Wo ist nun die goldene Mitte, wie ist die Haltung, mit der Sie leben können? Welche Muskelkraft ist ausreichend für Ihre Belastung? Das ist natürlich alles nicht so einfach und nicht von jetzt auf gleich zu regeln. Möglicherweise sind Sie gar nicht kräftig genug. Trainieren Sie also Ihre Muskulatur! In hohem Maß ist es die Rückenmuskulatur, die uns gegen die Schwerkraft aufrechthält. Die Bauchmuskulatur gibt uns die Unterstützung und verhindert, daß wir ein Hohlkreuz entwickeln.

Werden Sie sich Ihrer Haltung bewußt! Schauen Sie sich im Spiegel an, schauen Sie andere an! Betrachten Sie Ihren gefühlsmäßigen »Standpunkt«. Sie halten sich besser, wenn es Ihnen gut geht! Hier zwei Tips, wie Sie mit wenig Aufwand Ihre Haltung kontrolliert bewahren und aufrecht sein können:

Machen Sie sich auf der vorderen Seite Ihres Körpers zwei Punkte bewußt, beispielsweise den Bauchnabel und einen Punkt ungefähr auf der Mitte des Brustbeins. Berühren Sie diese Punkte. Stellen Sie sich nun vor, daß zwischen diesen beiden Punkten ein Gummiband befestigt ist, das aber nicht straff gespannt ist. Sie sind nun aufgefordert, dieses Gummiband zu dehnen und unter Spannung zu bringen und zu halten. Sie müssen also Ihr Brustbein heben, sonst werden Sie das nicht schaffen. Sie haben nun zwar keine große Bewegung gemacht, aber wenn Sie sich beobachten, werden Sie merken, daß Ihre Haltung sich verändert hat. Sie sind jetzt etwas aufgerichteter und etwas mehr unter Spannung.

Die beiden Punkte können Sie auch auf die Rückseite Ihres Körpers legen, zum Beispiel auf die Mitte Ihres Steißbeins und auf Ihr Hinterhaupt, wo die Wirbelsäule endet und die Haare anfangen.

Sie können nun in gleicher Weise verfahren wie mit den beiden anderen Punkten. Nur müssen Sie auf dem Rücken nicht das Gummiband spannen, sondern es sitzt dort schon so gespannt, daß es die beiden Punkte zueinanderzieht. Mit dieser leichten Spannung können Sie immer Ihre Haltung kontrollieren und bewahren: Beim Gehen, beim Stehen, beim Sitzen, beim Herunterbeugen. Lassen Sie sich das zur Gewohnheit werden.

Tip 17 | Verschaffen Sie sich eine breite Basis

Eine Pyramide steht fester als eine Säule. Das ist ganz einfach, und sofort zu verstehen. Stellen Sie sich vor, sowohl die Pyramide als auch die Säule müßten sich mit Muskelkraft halten. Welch eine Arbeit müßte die Säule leisten, um nicht umzufallen, wenn es beispielsweise stürmt. Der Standpunkt einer Pyramide ist unerschütterlich: Sie hat eine breite Basis.

Sie können Ihre Basis auch breit machen, sowohl im Stehen als auch im Sitzen. Sie können sich breitbeinig hinstellen und zwischen Ihren Beinen den Bierkasten oder die Einkaufstasche hochheben. Sie können sich in eine Schrittstellung begeben, um sich etwas vor und zurück zu bewegen. Das heißt, Sie machen mit der Stellung Ihrer Beine die Basis groß und bewegen Ihren Oberkörper über dieser Basis.

Die gleichen Möglichkeiten gibt es im Sitzen. Die »Po-Ebene« sollte eine große Fläche bekommen, die etwas vorgeneigt ist. Sie sollten dafür ein Keilkissen verwenden, so daß der Po etwas höher ist als die Knie. Das erleichtert Ihnen, den Rumpf aufzurichten. Eine große Fläche bedeutet, daß die Oberschenkel ganz aufliegen bis zur Kniekehle und etwas gegrätscht sind, so daß die Füße auseinanderstehen. Damit nun nicht das ganze Körpergewicht auf dem Po lastet, sollten Sie es zusätzlich auf die Beine als zweiten und dritten Stützpunkt verteilen. Dazu ist es notwendig, daß sie zunächst einmal Ihre »Sitzbeinhöcker« spüren. Setzen Sie sich auf einen harten Stuhl und Sie werden merken, daß Sie nicht nur auf einem dicken Muskel sitzen, sondern auch auf zwei Knochen, eben den Sitzbeinhöckern. Sie können nun präzise auf ihnen sitzen; Sie können sich aber auch vor sie oder hinter sie setzen. Wenn Sie vor oder auf den Höckern sitzen, merken Sie, daß Ihre Beine auch Gewicht übernehmen müssen. Nicht Ihr Po allein trägt mehr die ganze Last, sondern sie wird auf drei Punkte verteilt. Wenn Sie jetzt noch die Hände oder die Unterarme auf die Knie stützen oder die Lehne des Stuhls nach vorn nehmen und sich darauf stützen, sind Sie die Pyramide mit der breiten Basis.

Tip 18 **Vermeiden Sie unnötig langes Stehen**

Immer wieder werden wir zu längerem Stehen gezwungen, sei es in der Schlange vor der Kasse im Supermarkt, beim Warten auf einem Amt oder auf dem Bahnhof wegen eines verspäteten Zuges. Die Liste ließe sich beliebig verlängern. Betrachten wir nun einmal die Belastung der Bandscheibe in Abhängigkeit von den verschiedenen Körperhaltungen. Beim flachen, gestreckten Liegen beträgt die Belastung der untersten Bandscheibe ungefähr 50 Kilopond pro Quadratzentimeter. Das ist enorm. 50 Kilopond entsprechen immerhin einem Sack Zement pro Quadratzentimeter. Bei der Lagerung in einer Stufe, das heißt, wenn Knie und Hüfte rechtwinklig gebeugt sind, halbiert sich diese Belastung auf 25 Kilopond pro Quadratzentimeter.

Im Stehen gibt es einen enormen Belastungssprung. Der Druck der Bandscheibe erhöht sich auf 100 Kilopond pro Quadratzentimeter, eine Belastung, der wir uns eigentlich nie bewußt sind. Nun ist es ganz einfach zu verstehen, daß monotones Stehen zu einer monotonen Dauerbelastung der Bandscheibe mit 100 Kilopond pro Quadratzentimeter führt. Pro Quadratzentimeter ruht auf der untersten Bandscheibe ein Belastungsdruck, der zwei vollgefüllten Zementsäcken entspricht. Es ist verständlich, daß hierbei Flüssigkeit aus der Bandscheibe herausgepreßt wird und es unmöglich ist, einen Flüssigkeitsaustausch im Bandscheibengewebe herbeizuführen. Jede vorübergehende Befreiung von diesem Druck ist für die Bandscheibe wie ein Schluck Wasser in der Wüste. Würden Sie in der Wüste einen Schluck Wasser verschmähen? Ganz sicher nicht. Dennoch verweigern Sie Ihrer Wirbelsäule, der Verdurstenden, diesen Schluck Wasser.

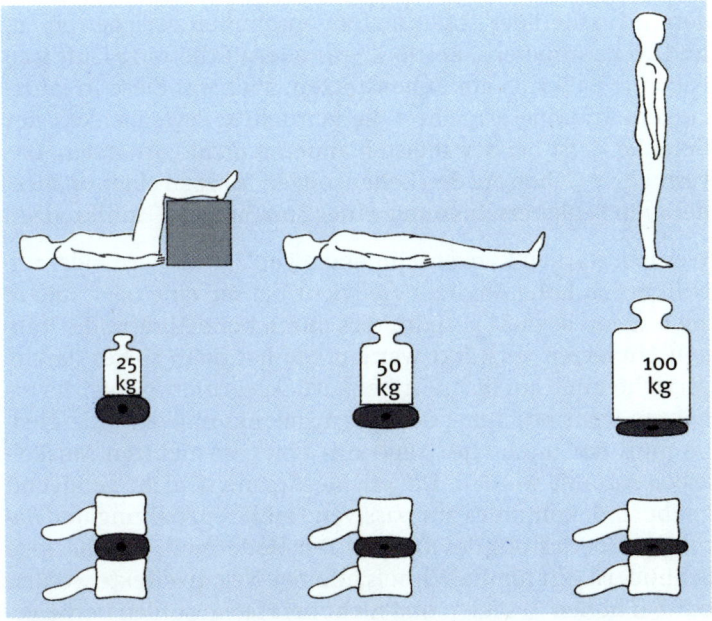

Abb. 10: Die unterschiedliche Belastung der Bandscheibe in der orthopädischen Stufenlagerung, bei gestrecktem Liegen und im Stehen.

Erinnern Sie sich bei jedem längeren Stehen an dieses Beispiel. Lehnen Sie sich kurz an eine Wand an, machen Sie einige Schritte, wechseln Sie die Stehposition; sitzen, gehen, stehen Sie im Rhythmus, hierdurch wird der Dauerdruck auf die Bandscheibe vermieden, und es wird ihr ermöglicht, den lebensnotwendigen Nährstoffaustausch herbeizuführen.

Sollten Sie all dieses einmal vergessen haben und spüren Kreuzschmerzen bei längerem Stehen, dann denken Sie daran: 100 Kilopond pro Quadratzentimeter belasten Ihre Wirbelsäule (Abb. 10).

Tip 19   Tragen Sie keine hohen Absätze

Dieser Tip richtet sich überwiegend an die Frauen. Je nach Modetrend variiert der Absatz an Damenschuhen zwischen einem und 15 Zentimetern. Bei 15 Zentimetern Erhöhung läuft frau wie eine Ballerina auf Zehenspitzen; aber was diese in jahrelangem Training erreicht – die vermehrte Beweglichkeit der Gelenke –, ist bei den meisten anderen nicht vorhanden. Das vermehrte Gehen auf den Zehenspitzen führt zu einer unangenehmen Begleiterscheinung: einer Zunahme des Hohlkreuzes.

Wer von starken Rückenschmerzen geplagt ist, vermeidet unwillkürlich hohe Absätze. Vielleicht hat die eine oder andere auch schon bewußt gespürt, daß durch hohe Absätze die Rückenschmerzen verstärkt werden. Sie hat dann sicher darauf verzichtet und auf flache Treter zurückgegriffen. Neben der erhöhten Beanspruchung des Sprunggelenks und der Kniescheibe muß der modische Trend mit einer vermehrten Muskelarbeit bezahlt werden. Da wir hierfür meist nicht genügend geübt sind, kommt es zur passiven Hohlkreuzhaltung und damit zur Überlastung des Kreuzes. Der Modetrend »hochhackige Schuhe« ist Gift für die Wirbelsäule. Die Negativeffekte werden nur bei hohen Absätzen und nicht bei Plateausohlen herbeigeführt, da der Fuß bei Plateausohlen gleichmäßig angehoben wird.

Der weitere Nebeneffekt des ständigen Tragens hochhackiger Schuhe ist die zunehmende Verkürzung der Wadenmuskulatur infolge fehlender Dehnung. Durch die fehlende Dehnbarkeit des Muskels kommt es vermehrt zu muskulären Problemen wie Wadenkrämpfen und Muskelzerrungen bis hin zum Muskelriß (Abb. 11 a und b).

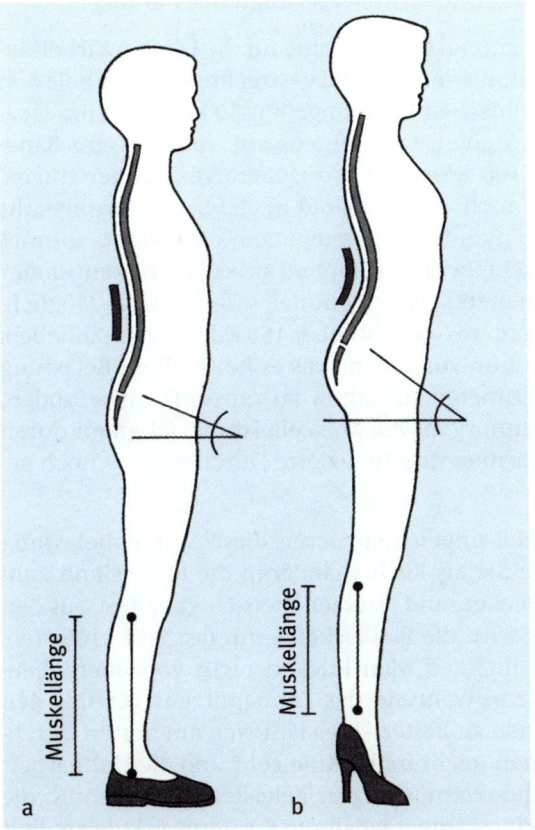

Abb. 11: (a) Stehen mit flachen Schuhen; (b) Durch hochhackige Schuhe entsteht eine vermehrte Hohlkreuzfehlhaltung sowie eine Verkürzung der Wadenmuskulatur.

Tip 20 Zähneputzen schadet Ihrem Kreuz

Soll ich etwa keine Zähne mehr putzen, nur damit ich mein Kreuz schone?, werden Sie jetzt sicher fragen. Aber Sie sollen natürlich nicht zwischen weißen, makellosen Zähnen und einem Bandscheibenvorfall wählen müssen! Die übliche Prozedur des Zähneputzens geht aber bei fast allen Menschen in gleicher, weitestgehend falscher Weise vonstatten: Wir stehen vor dem Waschbecken mit vornübergebeugtem Oberkörper.

Machen wir uns einmal die Belastung für die Lendenwirbelsäule bei dieser Stellung deutlich. Im gestreckten Liegen belasten wir die letzte Bandscheibe mit ungefähr 50 Kilopond pro Quadratzentimeter. Stehen wir morgens auf, muß unsere Bandscheibe bereits 100 Kilopond pro Quadratzentimeter tragen. Neigen wir uns auch noch 20 Grad nach vorn, was ungefähr dem Neigungswinkel beim Zähneputzen entspricht, so muß die arme Bandscheibe 150 Kilopond pro Quadratzentimeter aushalten. Versuchen Sie doch einmal, sofern Sie die Möglichkeit haben, mit einem Gewichtheber 150 Kilopond anzuheben: Können Sie sich nun vorstellen, was es heißt, diese Belastung pro Quadratzentimeter aushalten zu müssen? Insbesondere dann, wenn frühmorgens die Muskelleistungsfähigkeit durch fehlendes Aufwärmen und reduzierte Durchblutung noch geschwächt ist.

Zwei einfache Haltungen reduzieren diese Spitzenbelastung sofort: Benutzen Sie als Rechtshänder/in die linke Hand zum Abstützen am Beckenrand. Stützen Sie sich ganz fest auf den Arm auf. Dieses wird die Bandscheibe um fast 30% entlasten. Eine zweite Möglichkeit, den Rücken nicht vornüberzubeugen, besteht darin, während des Zähneputzens bewußt den Oberkörper gerade zu halten. Dies läßt sich am besten durchführen, wenn man leicht in die Knie geht und die Haltearbeit von der Oberschenkelmuskulatur geleistet werden muß, die wesentlich leistungsfähiger ist als die Rückenmuskulatur. Erst zum Ausspülen des Mundes beugen Sie sich kurz über das Waschbecken. Durch diese zwei einfachen Maßnahmen vermeiden Sie die morgendliche Bandscheibenmißhandlung.

Tip 21 Staubsaugen ja, aber nur mit langem Saugrohr

Was hat der Staubsauger mit dem Rücken zu tun?, kann sich nur derjenige fragen, der noch nie längere Zeit mit dieser zur Entlastung der Hausfrau gedachten Erfindung gearbeitet hat. Kommt man seinem Sauberkeitsbedürfnis mit dem Staubsauger zu lange nach, so spürt man sehr heftig, wie dieser als Segen für die Putzwütigen gedachte plötzlich zum Fluch für das Kreuz wird. Heftige, tiefsitzende, ziehende Schmerzen der Lendenwirbelsäule sind nämlich meistens der Preis für die Sauberkeit. Man streckt sich, hält sich das Kreuz und hat das Gefühl, man würde geradezu abbrechen.

Dies kommt daher, daß meist das Saugrohr zu kurz ist. Staubsaugen wird nämlich meist mit gebeugtem Oberkörper durchgeführt. Es kommt dabei zu einer drastischen Steigerung der Belastung der unteren Lendenwirbelsäule. Da man gleichzeitig noch eine Vorwärts- und Rückwärtsbewegung mit der vornübergeneigten Haltung kombiniert, ist es so, als würde man ständig mit gebeugtem Oberkörper Gewichte stemmen. Das aber fordert von unserer Bandscheibe geradezu olympische Spitzenleistungen. Übt man nur einen Zug von 10 Kilopond auf das Saugrohr bei geneigtem Oberkörper aus, so steigt die Belastung auf fast 200 Kilopond pro Quadratzentimeter Bandscheibe. Über längere Zeit führt das zu einem Aufschrei der Bandscheibe. Der Schmerz setzt ein, insbesondere wenn man sich nun aus der monotonen, gebeugten Haltung herausbewegt. Dabei wäre das Ganze doch so einfach. Ein langes Saugrohr an den Sauger geschraubt, und schon kann man mit aufrechtem Oberkörper arbeiten. Und siehe da, die gewohnten Rückenschmerzen sind plötzlich einfach durch ein 15 – 20 cm längeres Saugrohr verschwunden. Fordern Sie also im Fachgeschäft noch ein kurzes Verlängerungsstück für Ihren Staubsauger. Dieses einfache und billige Hilfsmittel wird zum Segen für Ihr Kreuz.

Vermeiden Sie »Bügelschäden« im Rücken

Welche Hausfrau/welcher Hausmann kennt das nicht: Die Wäsche ist glatt, der Rücken ist krumm und schmerzt. Damit in Zukunft so etwas nicht mehr passiert, hier einige Bügeltips.

Vorbereitung

Um auch beim Bügeln den Rücken geradehalten zu können, ist die richtige Höhe des Bügelbretts entscheidend. Ist das Bügelbrett zu niedrig eingestellt, wird der Rücken zu stark nach vorn gebeugt. Ist das Bügelbrett zu hoch, können Verspannungen im Schulter-Nackenbereich auftreten. Die Arbeitsfläche sollte sich beim Bügeln etwa in Leistenhöhe befinden. Um die korrekte Höhe des Bügelbretts zu überprüfen, stellen Sie das Bügeleisen waagerecht, und halten Sie den Griff wie beim Bügeln fest. Kontrollieren Sie nun, ob Sie in aufrechter Körperhaltung stehend die Schultern hängen lassen können.

Bügeln

Achten Sie darauf, daß Sie beim Bügeln nahe am Bügelbrett stehen. Neigen Sie sich beim Bügeln großer Wäschestücke nicht nach vorn und zur Seite, sondern arbeiten Sie aus den Beinen heraus. Verlagern Sie das Gewicht von einem Bein auf das andere oder machen Sie einen Schritt zur Seite.

Kleine Hilfen, die das Bügeln erleichtern:

- Stellen Sie den Wäschekorb mit der ungebügelten Wäsche nicht auf den Boden, sondern auf einen Stuhl. Das erspart unnötiges Bücken.
- Um bei langem Bügeln im Stehen zu vermeiden, daß Sie sich »in die Bänder hängen«, also die Knie nach hinten durchdrücken und das Becken nach vorne schieben, können Sie zwischendurch einen Fuß auf einen Schemel stellen oder mit einem Bein auf einem Stuhl knien (Abb. 12 a und b).

- Haben Sie die Möglichkeit, das Bügelbrett vor einer Wand aufzustellen, können Sie sich beim Bügeln mit dem Rücken an die Wand lehnen.
- Selbstverständlich können Sie auch im Sitzen bügeln. Auch dabei sollten Sie aber auf eine aufrechte Haltung achten.

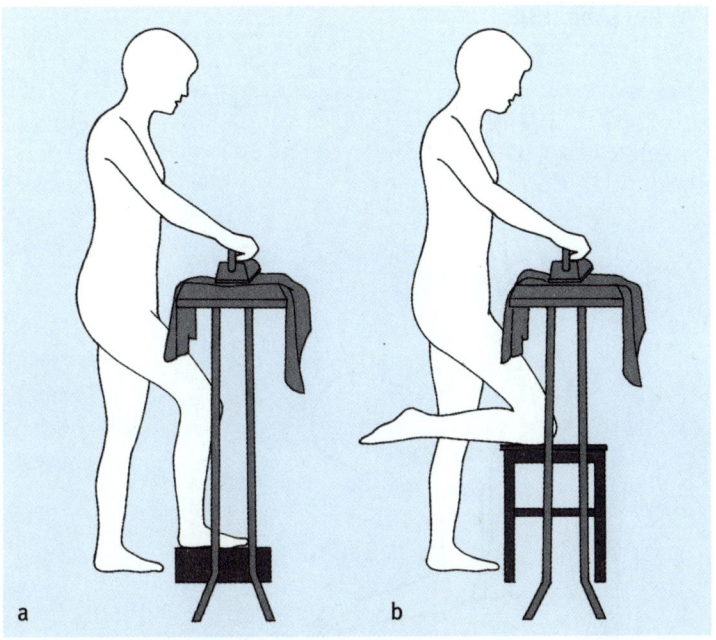

a   b

Abb. 12:   Entlastendes Stehen beim Bügeln.

Tip 23 Die »Welle« genießen

Entspannung ist sehr wichtig, um Rückenschmerzen vorzubeugen und zu bekämpfen, denn verspannte Muskeln sind eine wesentliche Ursache für Beschwerden.

Dieser Tip soll Ihnen helfen, zu entspannen und neue Energie
zu schöpfen. Dazu wechseln wir mit Hilfe der Atmung bewußt
zwischen An- und Entspannung ab. Die Übung nennen wir die
»Welle« (Abb. 13):

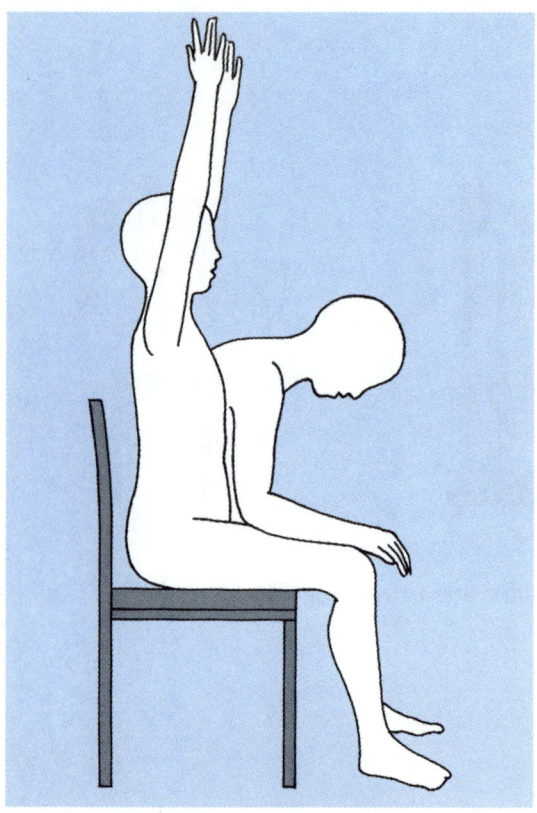

Abb. 13:   Entspannungsübungen auf dem Stuhl.

- Setzen Sie sich bequem auf den vorderen Rand eines Stuhls. Richten Sie den Oberkörper nun langsam auf – strecken Sie sich –, und atmen Sie dabei tief in den Bauch ein.
- Lassen Sie nun langsam die Luft ausströmen – langsam ausatmen –, und sinken Sie wieder in sich zusammen. Lassen Sie die Schwerkraft auf Sie einwirken – der Rücken wird rund.
- Beim Aufrichten und Einatmen spüren Sie, wie sich das Becken nach vorn bewegt – der Rücken wird gerade. Durch die Verbindung von Atmung und sanfter Bewegung erreichen Sie einen angenehmen, entspannten und lockeren Zustand für Körper und Geist.
- Wiederholen Sie diese Übung etwa fünf- bis sechsmal.

Die Beckenbewegung mobilisiert den unteren Rückenbereich (Lendenwirbelsäule) und löst die Verspannungen, die durch einseitige Dauerhaltung entstehen.

Tip 24 Lassen Sie sich nicht hängen

Genauer gesagt: Lassen Sie Ihre Schultern nicht hängen. Hängende Schultern wären nicht das Schlimmste, doch sind sie praktisch immer kombiniert mit einem Rundrücken.

In der Rundrückenhaltung werden die Vorderkanten der Bandscheibe stärker belastet; eine zusätzliche Abstützung durch die Wirbelgelenke findet nicht statt, da vorn an der Wirbelsäule keine Wirbelgelenke vorhanden sind. Der Ort der Hauptbelastungsverlagerung ist die Brustwirbelsäule. Daher ist es auch verständlich, daß Beschwerden beim Rundrücken in der Brustwirbelsäule auftauchen: Beschwerden in Form eines bänderförmigen Schmerzes, der in den Brustkorbteil ausstrahlt und in Einzelfällen sogar Herzschmerzen imitiert. Oft ist der Schmerz atemabhängig, stechend-schneidend.

Drei Dinge müssen hier Beachtung finden:
- den Kopf nicht zu weit nach vorn, sondern eher aufrecht halten;
- die Schulter leicht nach hinten, nicht nach vorn hängen lassen;
- Bauch rein, nicht raus.

Beachtet man diese drei Punkte, so richtet sich der Rundrükken von allein auf. Anzumerken ist hier, daß nicht die kurzfristige Rundrückenhaltung schädlich ist, sondern nur das dauerhafte Verharren in dieser Fehlhaltung.

 ## Lehnen Sie sich beim Schuhanziehen an die Wand

Viele wechseln täglich mehrfach ihre Schuhe und schnüren sie. Um jedoch an die Schuhe heranzukommen, wird meist nicht die Hüfte stark gebeugt und der Fuß angehoben, sondern der Fuß bleibt am Boden und man bückt sich weit vornüber.

Vorsicht: Je weiter Sie sich nach vorn beugen, um so weiter wird Ihr Körperschwerpunkt von der Wirbelsäule entfernt. Je weiter Ihr Körperschwerpunkt sich entfernt, desto größer ist die Kraft, die Ihre Muskulatur benötigt, damit Sie nicht umkippen, und um so höher ist die Druckbelastung für die Bandscheibe. Es herrschen ganz einfache mechanische Gesetze für die Wirbelsäule. An einem Baukran kann das verdeutlicht werden: Schwere Lasten, die der Kran noch ohne weiteres im rückwärtigen Teil des Lastarmes heben kann, können im vorderen Teil nicht mehr getragen werden. Sie würden dort zur Überlastung des Krans führen. Lehnen Sie sich daher an die Wand und heben Sie das Bein zum Schuhanziehen an, das heißt, stabilisieren Sie erst Ihren Rücken und entlasten Sie ihn anschließend. Alternativ hierzu kann man natürlich schlicht und einfach in die Hocke gehen. Auch dann bleibt der Belastungsschwerpunkt in der Mitte des Körpers, und die hohen zerstörerischen Kräfte werden vermieden.

Tip 26

Steigen Sie nicht mit einem Ruck aus dem Bett

Der Volksmund weiß sehr wohl, daß einem morgens noch »der Schlaf in den Knochen steckt«. Er steckt auch in Ihrem Rücken. Ihre Muskulatur ist noch nicht leistungsbereit, die Durchblutung ist auf Nachtruhe programmiert und noch reduziert. Auch die Bandscheibe ist vermehrt anfällig nach der nächtlichen Ruhephase. Wecken Sie daher Ihren Rücken nicht mit einem Blitzguß auf. Stehen Sie schön langsam und mit Bedacht auf.

Ruckartiges Aufstehen führt zu einer explosionsartigen Zunahme der Belastung in der Lendenwirbelsäule. Verdrehen Sie dann noch Ihren Oberkörper gegen den Unterkörper, wie das häufig geschieht, so hat Ihre Wirbelsäule das Gefühl, als würde sie wie beim Korkenziehen gedreht.

Muten Sie diese morgendliche Tortur Ihrer Wirbelsäule nicht zu, sonst kündigt sie Ihnen rasch die Freundschaft. Räkeln Sie sich erst einmal schön langsam im Bett, strecken und dehnen Sie sich und steigen Sie dann langsam mit Bedacht seitwärts aus dem Bett. Gönnen Sie auch Ihrer Wirbelsäule eine morgendliche Anlauf- und Aufwärmphase.

Tip 27 # Schlafen Sie nicht auf dem Bauch

Wenn Sie auf dem Rücken schlafen, dann legen Sie ein Kissen unter die Kniegelenke. Während des nächtlichen Schlafs soll sich Ihr Körper regenerieren und erholen. Auch Ihr Rücken hat es nach den Alltagsbelastungen redlich verdient. Erholung bedeutet zunächst Entlastung: möglichst wenig Druck auf der Wirbelsäule, auf den Wirbelgelenken und der Bandscheibe.

Bei wissenschaftlichen Untersuchungen wurde festgestellt, daß die Wirbelsäule am geringsten belastet wird, wenn man sich ähnlich einer Stufe lagert. Der höchste Druck tritt auf, wenn man sich völlig gestreckt ins Bett legt.

Probieren Sie es doch einmal selbst: Legen Sie sich völlig gestreckt auf den festen Boden. Es wird Ihnen dann wahrscheinlich gelingen, im Kreuz eine Hand unter Ihren Rücken zu schieben. Legen Sie sich nun wieder auf den festen Boden und setzen Sie die Füße näher am Körper auf. Winkeln Sie dabei die Knie stark an. Der Versuch, jetzt noch unter das Kreuz zu fassen, mißlingt bei einer gesunden Lendenwirbelsäule. Das Hohlkreuz ist verschwunden.

Denselben hohlkreuzvernichtenden Trick können Sie sich auch nachts zunutze machen. Beugen Sie die Knie leicht an, falls Sie auf dem Rücken schlafen. Natürlich können Sie das nicht die ganze Nacht aktiv ausführen, sondern es muß passiv geschehen, nämlich durch Unterlegen eines Kissens unter die Kniegelenke.

Geradezu in das Hohlkreuz hineingedrückt werden Sie, wenn Sie auf dem Bauch schlafen. Daher ist aus der Sicht Ihrer Wirbelsäule die Bauchlage beim Schlafen eine Folter.

Seien Sie doch faul und rollen Sie sich aus dem Bett

Aus dem Bett rollen sollen Sie sich, nicht einfach auf den Boden plumpsen, nein, über die Seitenlage sollen Sie die Beine aus dem Bett befördern und sich dann erst langsam aufrichten. Stützen Sie sich mit den Armen auf, und drücken Sie den Oberkörper aus dem Bett. Verlagern Sie die Belastung in Ihre Armmuskulatur.

Während der Nacht ist die Bandscheibe deutlich weniger belastet als tagsüber. Sie saugt förmlich Flüssigkeit in sich auf, und ihr Volumen nimmt zu. Durch diese Volumenzunahme der Bandscheibe ist man morgens einige Millimeter größer als abends, da nach der Belastung des Tages die Flüssigkeit aus der Bandscheibe herausgepreßt worden ist. Die Zunahme des Bandscheibeninhalts führt wieder zu einer Veränderung der Feinmechanik in Ihrem Rücken. Mit dem morgendlichen Auf-

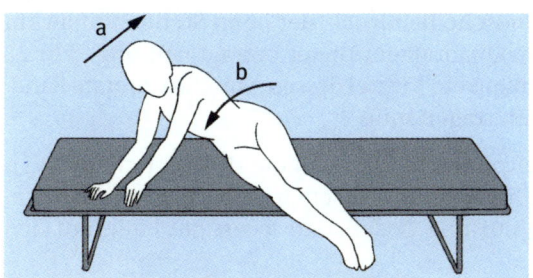

Abb. 14:   Rückenschonendes Aufstehen aus dem Bett: Erst in die Seitenlage gehen (a), dann mit Unterstützung der Arme aufrichten (b).

stehen beginnt dann aufs neue der Flüssigkeitsverlust in der Bandscheibe. Die Nachtphase wechselt zur Tagphase.

Sorgen Sie dafür, daß dies möglichst nicht abrupt, sondern langsam vor sich geht. Geben Sie dem Rücken Zeit, sich an den Wechsel vom Nacht- zum Tagrhythmus zu gewöhnen. Rollen Sie sich daher aus dem Bett – die Füße zuerst und mit den Armen hochgestemmt (Abb. 14a und b).

Die Tagesschau – ab heute nur noch im Stufenbett

Was hat der Rücken ausgerechnet mit der Tagesschau zu tun? Das ist nicht eine Frage von öffentlichen oder Privatsendern, von Nachrichten- oder Unterhaltungssendung, sondern daß man zu einer festgesetzten Zeit der Wirbelsäule eine Entlastungsphase gönnt. Dafür bietet sich ein allabendlicher Fernsehbeitrag an; die meisten Leute sehen sich regelmäßig Nachrichtensendungen an. Spätestens wenn die Nachrichten beginnen, rutschen Sie vom Sessel auf den Boden und legen die Füße auf den Sessel. Ungefähr 15 Minuten sind ausreichend, um der Wirbelsäule genügend Zeit zur Erholung zu geben. Der Druck im Inneren der Bandscheibe ist in der Stufenlagerung am geringsten. Bei 90 Grad gebeugten Hüft- und Kniegelenken reduziert sich der Bandscheibendruck, der beim Stehen immerhin 100 Kilopond pro Quadratzentimeter beträgt, auf ungefähr 25 Kilopond, also knapp ein Viertel dessen, was die unterste Bandscheibe im Stehen tragen muß.

Also: 1. fester Zeitpunkt, 2. für ungefähr 15 Minuten, und 3. in die Stufenlagerung. Ab sofort rutschen Sie bei Beginn der Nachrichtensendung auf den Boden und legen die Füße auf den Sessel.

 ## Verwandeln Sie sich im Schlaf in einen Embryo zurück

Sie sollen nachts nicht etwa einen Gestaltwandel durchmachen, der uns aus so manchem Film bekannt ist, sondern Ihre Schlafposition sollte der Position eines Embryos entsprechen. Die neun Monate lang im Mutterleib eingehaltene Lage zählt mit zu den rückenfreundlichsten Positionen.

Wahrscheinlich hat die Natur nicht nur aus Platzgründen die Embryohaltung als neunmonatige Zwangshaltung gewählt, sondern auch zur Schonung des empfindlichen Körpers. Winkeln Sie daher beim Schlafen Hüft- und Kniegelenke an, Arme nach vorn und Kopf leicht geneigt. Sollten Sie Beschwerden durch die aufeinanderliegenden Knie bekommen, so legen Sie einfach ein kleines Kissen zwischen die Knie oder im Sommer die Decke zwischen die Beine.

In dieser sogenannten Embryohaltung wird das Hohlkreuz völlig ausgeglichen, während die natürliche Brustwirbelsäulenkrümmung und Halswirbelsäulenkrümmung beibehalten wird. Das uns am Tag oft plagende verflixte Hohlkreuz wird nachts in dieser Lage konsequent vermieden (Abb. 15).

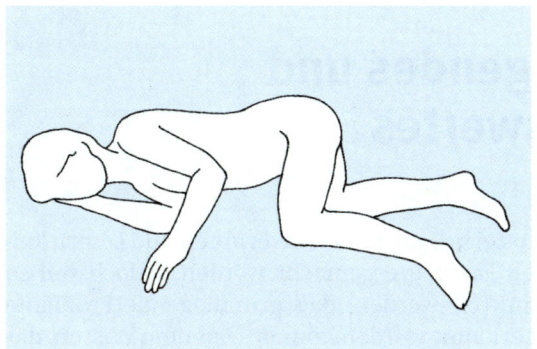

Abb. 15:   Die Embryohaltung beim Schlafen.

Grundlegendes und Wissenswertes

Im folgenden Kapitel sollen aus den Leserinnen und Lesern keine medizinischen Fachleute gemacht werden, jedoch soll so viel Wissen vermittelt werden, daß grundlegende Probleme von ihnen selbst erkannt werden können. Aus dem Wissen, das im folgenden Kapitel dargestellt ist, können selbst Laien sich manche Problematik und manche Lösung für den Alltag selbst herleiten. Ohne Grundwissen bleiben viele Tips nur Fassade ohne Hintergrund. Es fällt dann um so schwerer, ein Alltagsverhalten umzustellen, und viele Ratschläge werden nur unvollständig begriffen.

Ein Beispiel: Der einfache Tip »Geh in die Hocke und bücke Dich nicht« erscheint zunächst simpel. Er ist jedoch einer der fundamentalsten Ratschläge zur Belastungsreduzierung der Wirbelsäule. Warum? Es gibt mehrere Gründe, deren Verständnis eines Hintergrundwissens bedarf: Wenn man in die Hocke geht, bleibt die Wirbelsäule gerade. Der Schwerpunkt verlagert sich nur wenig vom Zentrum des Körpers weg (Abb. 16).

Ganz anders ist das beim Vornüberneigen: Hierbei wirkt die Wirbelsäule wie ein Lastkran. Das anzuhebende Gewicht entfernt sich weit vom Zentrum des Körpers. Nach den Gesetzen der Mechanik gilt: *Länge des Lastarmes mal Last = Länge des Kraftarmes mal Kraft.* Der Drehpunkt zwischen Lastarm und Kraftarm ist beim Menschen die Vorderkante des Wirbelkörpers. Damit ist der Lastarm die Länge vom Schwerpunkt bis zur Vorderkante der Wirbelsäule, der Kraftarm die Länge von der Vor-

---

Abb. 16:   Je weiter die Last vom Körperschwerpunkt entfernt ist, um so ▶
größer ist die Belastung für die Wirbelsäule.

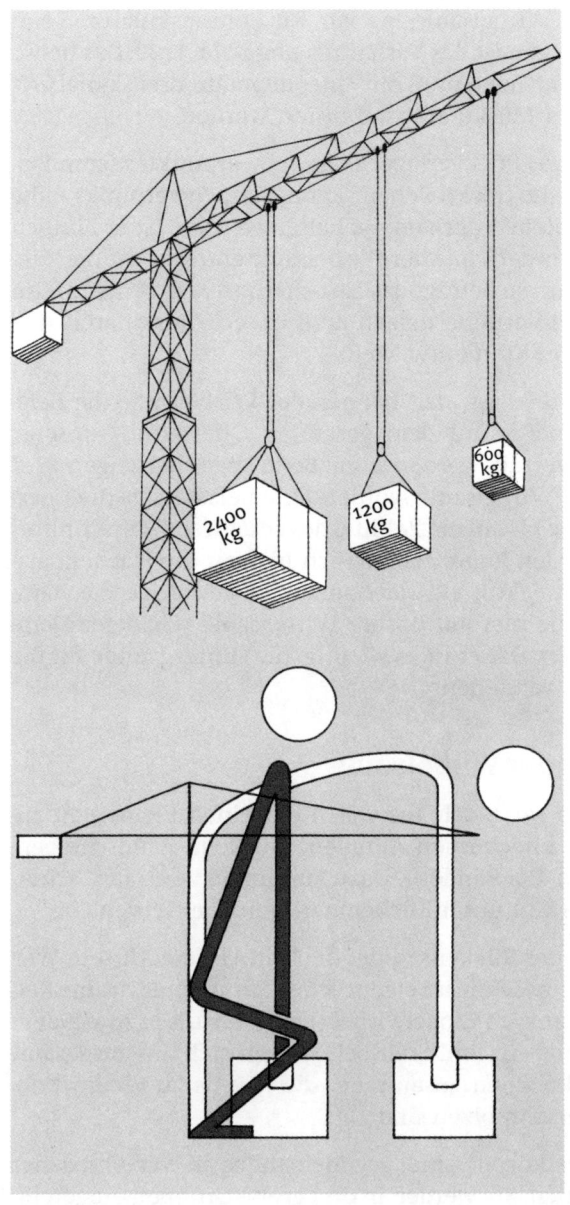

derkante der Wirbelsäule bis zur Rückenmuskulatur. Beim Nachvornebeugen ist das Verhältnis ungefähr 1 : 30. Das heißt, die Last, die man hebt, muß mit einer ungefähr dreißigmal größeren Kraft der Muskulatur stabilisiert werden.

Durch einfaches Rückverlagern des Schwerpunktes, zum Beispiel beim In-die-Hocke-Gehen, kann der Schwerpunkt nahe der Wirbelsäulenvorderkante gehalten werden. Ist er ähnlich weit von der Vorderkante der Wirbelsäule entfernt wie die Rückenmuskulatur, so beträgt das Last- zu Kraftverhältnis 1 : 1. Im Vergleich zum Vornüberneigen muß unsere Muskulatur dreißigmal weniger Kraft entwickeln.

Ein zweiter Effekt ist, daß bei gerader Wirbelsäule die Belastung gleichmäßig auf dem gesamten Querschnitt unserer Bandscheibe verteilt werden kann. Beim Vornüberneigen wird punktuell die Wirbelsäulenvorderkante belastet. Da die Übertragungsfläche bis auf ein Zehntel des gesamten Querschnittes reduziert werden kann, erhöht sich hiermit die Flächenbelastung um den Faktor 10. Das Ganze sind gewaltige mechanische Kräfte, die hier auf unsere Wirbelsäule schädigend einwirken können. Daher ist es wichtig, die Hintergründe für die Ratschläge zu verstehen.

Der Aufbau der Wirbelsäule

Unser Rücken setzt sich aus vielen einzelnen Elementen zusammen: aus knöchernen Anteilen, Muskeln, Bandscheiben, Gelenken und den Bändern. Dazu kommt als zentrales, schützenswertes Gut unser Rückenmark mit den Nerven.

Das Zentrum des Rückens bildet die Wirbelsäule. Unsere Wirbelsäule ist keine Säule im eigentlichen Sinn, sondern eine Kette von insgesamt 24 Einzelwirbeln, dem *Kreuzbein* sowie dem *Steißbein.* Kreuzbein und Steißbein setzen sich aus insgesamt zehn Wirbelknochen zusammen, die jeweils zu einem Knochenblock verschmolzen sind.

Die 24 Wirbelkörper sind gegeneinander in verschiedener Weise beweglich. Sie werden in drei große Gruppen eingeteilt:

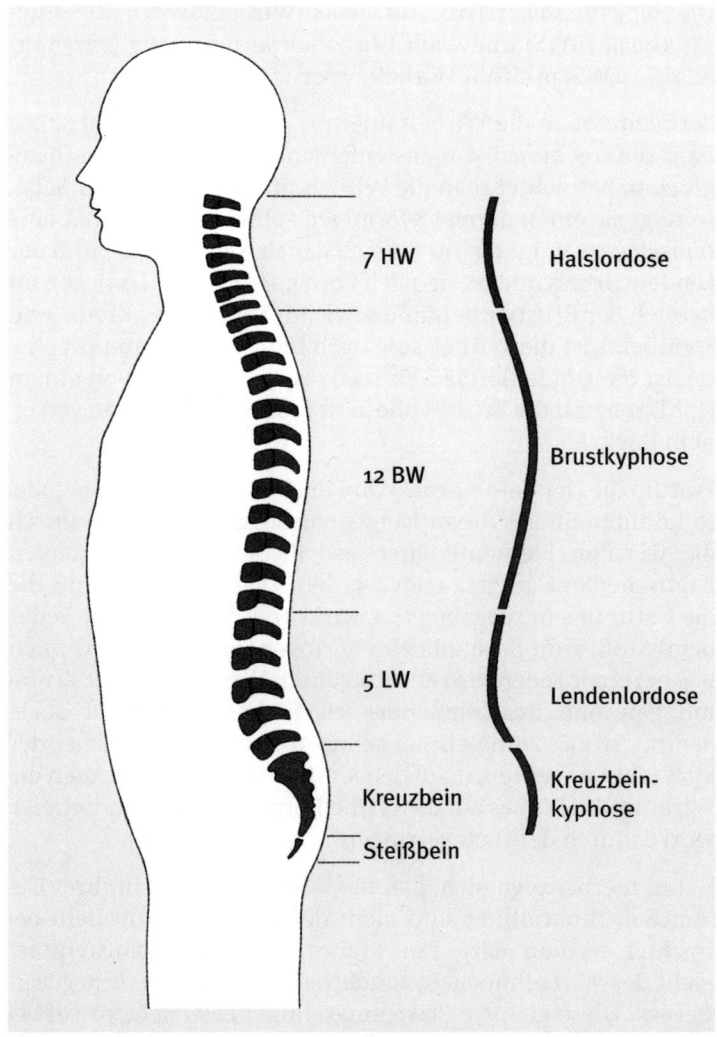

7 HW — Halslordose

12 BW — Brustkyphose

5 LW — Lendenlordose

Kreuzbein — Kreuzbeinkyphose

Steißbein

Abb. 17: Die Wirbelsäule setzt sich aus sieben Halswirbeln, zwölf Brustwirbeln, fünf Lendenwirbeln, dem Kreuz- und dem Steißbein zusammen (beachte die Wirbelsäulenschwingung).

Die Halswirbelsäule (HWS) mit sieben Wirbelkörpern, die Brustwirbelsäule (BWS) mit zwölf Wirbelkörpern und die Lendenwirbelsäule (LWS) mit fünf Wirbelkörpern (Abb. 17).

Betrachtet man die Wirbelsäule von vorn, so entspricht sie einem senkrechten Turm aus aufeinandergestellten Einzelbauklötzen. Betrachtet man die Wirbelsäule jedoch von der Seite, so zeigt sie einen doppel-S-förmigen Schwung. Dieser hat eine typische Ausprägung: Im Bereich der Halswirbelsäule und der Lendenwirbelsäule ist sie nach vorn ausgebogen (Lordose); im Bereich der Brustwirbelsäule sowie im Bereich des Kreuz- und Steißbeins ist die Wirbelsäule nach hinten gekrümmt (Kyphose). Ist die Lendenlordose zu stark, so spricht man von einem Hohlkreuz; ist die Brustkyphose zu kräftig, spricht man von einem Buckel.

Warum die Doppel-S-Form? Wäre die Wirbelsäule ganz gerade, so könnten Stöße, die in Längsrichtung auftreten, nur durch die weichen Elemente, hier also die dazwischenliegenden Bandscheiben, aufgefangen werden. Die Doppel-S-Form, die die Natur uns mitgegeben hat, wirkt wie eine elastische Feder beim Stoß, zum Beispiel beim Springen oder Laufen. Ähnlich wie bei einer Feder wird ein Stoß durch Verstärkung der Krümmungen und anschließendes elastisches Aufrichten abgedämpft, so daß zum Beispiel beim Sprung von einer Mauer der Stoß nicht ungebremst auf den Kopf übertragen wird. Auch die Wirkung des Stoßes auf die Wirbelkörper und die Bandscheibe wird dadurch deutlich verringert.

Schon hierbei zeigt sich, daß die Wirbelsäule nur in ihrer Gesamtheit funktioniert und nicht der Wirbelkörper allein betrachtet werden darf. Der kleinste Bewegungsbaustein ist nicht der Wirbelknochen, sondern das sogenannte Bewegungssegment. Diese kleinste Bewegungseinheit besteht aus zwei benachbarten Wirbeln mit der dazwischenliegenden Bandscheibe und dem dazugehörenden Wirbelgelenk (Abb. 18 a und b).

Beschäftigen wir uns mit den Bausteinen des Bewegungssegmentes noch etwas genauer. Der Wirbelknochen besteht aus verschiedenen Einzelbausteinen. Der kräftigste, fast zylinder-

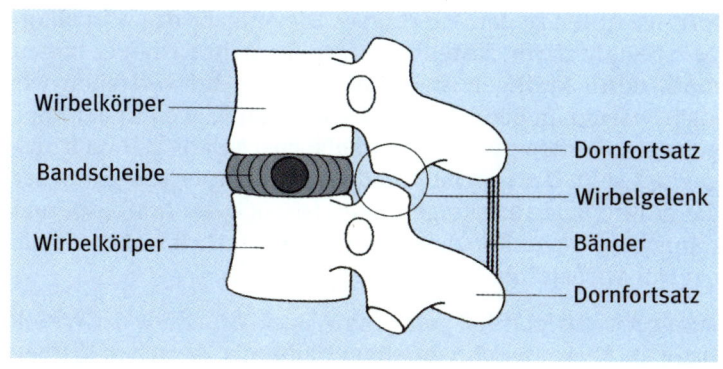

Wirbelkörper

Bandscheibe

Wirbelkörper

Dornfortsatz

Wirbelgelenk

Bänder

Dornfortsatz

a

b

Vorwärtsneigung

Rückwärtsneigung

Abb. 18: (a) Das Bewegungssegment; (b) Das Verhalten des Bewegungssegments beim Vorwärts- und Rückwärtsneigen.

förmige Anteil ist der *Wirbelkörper*. Die Aufgabe des Wirbelkörpers besteht darin, Lasten zu tragen. Je mehr Lasten er tragen muß, desto kräftiger ist er ausgeprägt. Jetzt verstehen wir auch, warum im Bereich der Halswirbelsäule, wo nur der Kopf getragen werden muß, die Wirbelkörper relativ schwach ausgeprägt sind. Der unterste Lendenwirbelkörper hingegen, der die größte Belastung tragen muß, ist auch der kräftigste und robusteste. Seine Knochenmasse ist wesentlich höher als die der Halswirbelsäule.

Zum rückwärtigen Teil geht vom Wirbelkörper aus der *Wirbelbogen* ab. Dieser beschreibt einen Halbkreis. Zwischen Wirbelbogen und Wirbelkörper bildet sich so der *Wirbelkanal* aus. Diesen Wirbelkanal müssen wir uns als langes knöchernes Rohr vorstellen, das vom Kopf bis zum Steißbein reicht und sich aus vielen einzelnen kurzen Rohren (Wirbelkörper und Wirbelbogen) zusammensetzt.

Vom Wirbelbogen gehen insgesamt sieben knöcherne Fortsätze ab, seitlich links und rechts je ein Querfortsatz; nach hinten der sogenannte *Dornfortsatz* und nach oben und unten je zwei *Gelenkfortsätze*. Den Dornfortsatz kann man übrigens an sich selbst gut ertasten. Fühlen wir einmal unsere Wirbelsäule am

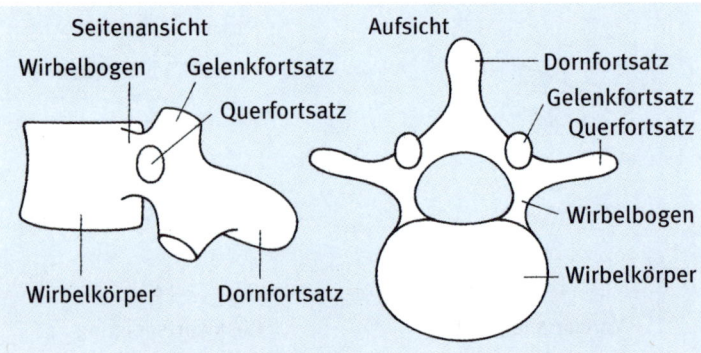

Abb. 19:   Der Aufbau eines Wirbels: Wirbelkörper, Wirbelbogen, Querfortsatz, Dornfortsatz, Gelenkfortsatz.

Rücken ab: Wir können dort in der Mitte eine höckrige Mittellinie ertasten. Jeder dieser Höcker entspricht dem hinteren Ende eines Dornfortsatzes (Abb. 19).

Rückenmark und Nerven

Alle Wirbelknochen übereinander gestapelt bilden die Wirbelsäule. Wie bereits gesagt, umschließt sie im Inneren einen Hohlraum, den man als *Wirbelkanal* bezeichnet. Wie ein knöcherner Panzer umschließt die Wirbelsäule somit das weiche und leicht verletzliche Rückenmark. Geht dieser knöcherne Panzer verloren oder kommt es zur Instabilität, zum Beispiel nach einem Unfall, dann besteht höchste Gefahr für das Rückenmark. Das Rückenmark selbst ist weich wie Pudding, und schon schwach darauf einwirkende Kräfte können zu enormen Schäden führen.

Neben dem Gehirn bildet das Rückgrat sozusagen die zentrale Schalteinheit. Damit von dieser Schalteinheit Verbindung zu den einzelnen Körperorganen aufgenommen werden kann, damit Informationen vom Rückenmark zum Muskel, zur Haut, zum Knochen oder umgekehrt von den Organen zum Gehirn gelangen können, sind Leitungen notwendig. Derartige Informationsleitungen sind ähnlich notwendig wie ein Kabel zwischen dem zentralen Sicherungskasten (der Schalteinheit) und der Glühbirne oder der Steckdose. Im Körper heißen diese Leitungen Nerven.

Ein Nerv geht jeweils links und rechts zwischen zwei Wirbelkörpern vom Rückenmark ab. Das knöcherne Rohr hat jeweils zwischen zwei Wirbeln links und rechts ein Loch; man nennt es *Zwischenwirbelloch*. Hier verlassen die Nerven den geschützten knöchernen Kanal und treten ohne Schutz in die Umgebung aus. Sie verzweigen sich, ähnlich dem Wurzelwerk eines Baumes, und erreichen als feine Endfasern schließlich fast jede Stelle in unserem Körper.

Die Muskulatur

An den Querfortsätzen und dem Dornfortsatz setzen die Bewegungselemente an. Dies sind die kräftigen Rückenmuskeln. Die Muskeln haben die Aufgabe, die Wirbelsäule, die wir inzwischen nicht mehr als Stab, sondern als Turm aus Einzelteilen verstehen, zu stabilisieren. Ansonsten käme es wie bei unserem Bauklotzturm bei bereits leichtem seitlichen Anstoßen zu Verschiebungen der Klötzchen gegeneinander. Wäre also die Muskulatur nicht vorhanden, so könnte es durch Einwirkung von äußerer Kraft zu Verschiebungen der Wirbelkörper gegeneinander kommen.

Eine weitere wichtige Aufgabe besteht darin, die Bewegung der Wirbelkörper untereinander zu ermöglichen. Jeder einzelne Muskel entspricht einem kleinen Motor, der gezielt zwischen einzelnen Wirbelkörpern oder zwischen einzelnen Wirbelkörpergruppen angeordnet ist. In der Summe sind es mehr als dreihundert Einzelmuskeln, die dosiert aufeinander abgestimmt erst die Vielfalt unserer Bewegungen im Bereich der Wirbelsäule garantieren. Die Hauptbewegungen sind Vorwärts- und Rückwärtsbeugen, Links- und Rechtsneigen sowie das links- und rechtsseitige Verdrehen.

Würde die Wirbelsäule jedoch nur durch die Rückenmuskeln stabilisiert und bewegt, so hätten wir ein sehr empfindliches und wenig stabiles System. Als kräftiges Spannseil ist neben der Rückenmuskulatur die Bauchmuskulatur an der stabilisierenden Funktion sowie an der Bewegung mitbeteiligt.

Wirbelgelenke und Bänder

Im hinteren Teil unseres Rückgrats verbinden die Wirbelgelenke die Wirbelkörper untereinander. Wie Eisenbahnwaggons, die aneinandergekoppelt werden, funktionieren diese Gelenke als Kupplung zwischen zwei Wirbelkörpern. Sie verhindern, daß sich die Wirbelkörper zu weit aufeinanderzubewegen, und verhindern ein stärkeres Ineinanderschieben. Sie führen gleichzeitig die Wirbelkörper in ihre Bewegungsrichtung, so wie ein Zug auf einer Schiene auch nur in einer bestimmten Richtung fahren kann. Die Wirbelgelenke sind nicht in allen Abschnitten der Wirbelsäule gleich, sondern in der Halswirbelsäule, Brustwirbelsäule und Lendenwirbelsäule völlig unterschiedlich. Daher besitzt die Halswirbelsäule eine ganz andere Beweglichkeit als die Brust- oder Lendenwirbelsäule. Die Halswirbelsäule hat den größten Bewegungsspielraum. Hier sind Vorwärts-, Rückwärts-, Links- und Rechtsneigen sowie ein Drehen möglich. Am geringsten ist die Beweglichkeit im Bereich der Brustwirbelsäule, während die Lendenwirbelsäule eine Mittelstellung einnimmt.

In der Summe besitzen wir mehr als einhundert kleine Gelenke an der Wirbelsäule. Jedes dieser kleinen Gelenke ist grundsätzlich so aufgebaut wie ein großes Gelenk, zum Beispiel das Knie- oder Hüftgelenk. Die knöcherne Grundstruktur bildet die Basis für die Gelenkflächen. Sie ist überzogen von einem weichen Knorpel. Umschlossen wird das Ganze von einer Gelenkkapsel. Zwischen den Gelenkknorpeln befindet sich eine sogenannte *Gelenkschmiere* (Abb. 20).

Die kleinen Wirbelgelenke können wie große Gelenke Verschleißschäden erleiden. Ein Verschleißschaden beginnt zunächst mit leichten Aufrauhungen im Bereich des Knorpelüberzugs, der seine glatte Oberfläche verliert. Die Aufrauhungen verschlimmern sich bis hin zu schweren Deformierungen, die wir als *Arthrose* bezeichnen.

Das Bewegungsausmaß der Wirbelsäule wird, außer durch die Wirbelgelenke und die Muskulatur, auch durch die *Wirbelsäulenbänder* bestimmt. Diese Wirbelsäulenbänder übernehmen außerdem die Stabilisierung, wenn die Muskulatur erschlafft. In der passiven Haltung, sei es im Stehen oder im Sitzen – wenn wir also unsere Muskulatur nicht aktiv anspannen –, übernehmen die Bänder die Stabilisierung. Die passive Haltung, »sich in die Bänder hängen«, führt jedoch bei längerer Beanspruchung zu einer Überlastung. Die Bänder reagieren dann an ihren Ansatzstellen mit Schmerzen.

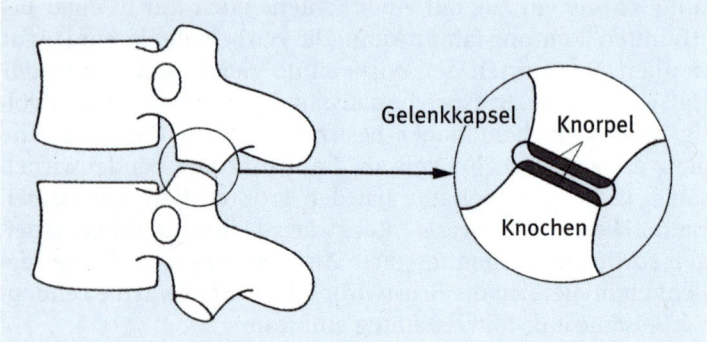

Abb. 20: Das Wirbelgelenk: Knochen, Knorpel, Gelenkkapsel.

Die Bandscheibe

Eine zentrale Stellung im Aufbau der Wirbelsäule nehmen die Bandscheiben ein. Jeder kennt sie, jede hat schon von ihnen gehört, die meisten haben sie auch schon gespürt. Um genau zu sein: Wir haben nicht die Bandscheiben an sich gespürt, denn diese besitzen im Innern keinerlei Nervenfasern, sondern wir haben die Auswirkungen von Bandscheibenschäden gespürt.

Wie setzt sich die Bandscheibe zusammen? Die Bandscheibe besteht in ihrem Inneren aus einem weichen *Gallertkern* (Nucleus pulposus). Dieser Gallertkern ist eine Art schleimige Masse, die im Innern der Bandscheibe liegt.

Der Aufbau dieser Gallertmasse ist wasseranziehend (hydrophil). Je mehr Wasser der Kern aufsaugt, um so fester, um so prall-elastischer wird er. Andererseits kann er auch Wasser abgeben, das heißt, er wird zunehmend weicher und schlaffer, wie Götterspeise vermehrt eindrückbar.

Umschlossen wird der weiche Gallertkern durch ein faserförmiges, mehrschichtiges Hüllgewebe, den *Faserring* (Anulus fibrosus). Die äußeren Lamellen ordnen sich wie eine Zwiebelschale Schicht für Schicht übereinander. Während sie im Innern noch relativ weich und verletzbar sind, werden sie nach

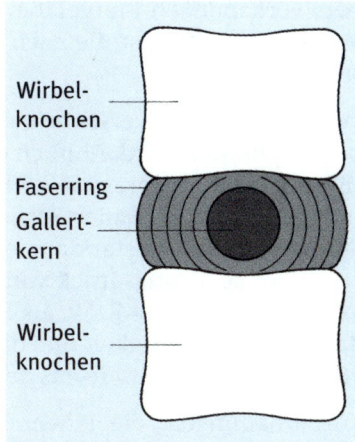

Wirbel-
knochen

Faserring
Gallert-
kern

Wirbel-
knochen

Abb. 21: Die Bandscheibe:
Gallertkern, Faserring, Wirbelknochen.

außen, wie bei der Zwiebel, zunehmend fester, straffer und
trockener (Abb. 21). Der intakte Faserring ist die Gewähr dafür,
daß der weiche Gallertkern im Innern eingeschlossen wird.
Der Aufbau von zentraler Gallertmasse und festem, äußerem
Faserring garantiert, daß der Kern immer in Bandscheibenmit-
te zu liegen kommt und es dennoch genügend Verformbarkeit
und Ausweichmöglichkeiten gibt, um Belastungen auszuglei-
chen.

In gewisser Weise kann man die Bandscheibe daher mit einem
Wasserbett vergleichen. Das plastisch-elastische Verhalten des
zentralen Kerns wird durch die äußere Hülle geschützt. Lege
ich mich auf ein Wasserbett, so wird die auftretende Kraft auf
die gesamte Oberfläche verteilt. Genau dasselbe geschieht in
der Bandscheibe. Eine auftretende Kraft wird auf eine wesentlich größere Oberfläche verteilt. Auch das prall-elastisch aufge-
pumpte Wasserbett federt Stöße weich ab. In gleicher Weise
funktioniert die intakte Bandscheibe als Stoßdämpfer zwischen zwei benachbarten Wirbelkörpern.

Schauen wir uns die Bandscheibe unter dem Mikroskop an, er-
schrecken wir zunächst. Die in fast allen Geweben unseres Kör-

pers vorhandenen Blutgefäße fehlen der Bandscheibe völlig. Wie kommen Nährstoffe nach innen, und wie werden Abfallstoffe beseitigt?

Wissenschaftliche Versuche haben gezeigt, daß die Bandscheibe »durchsaftet« wird. Ähnlich einem Schwamm wird die Flüssigkeit durch Auspressen und Aufsaugen ausgetauscht. Die Inhaltsstoffe des Gallertkerns sind wasseranziehend. Die Substanzen sind so stark anziehend, daß die Bandscheibe bis zu einem Belastungsdruck von etwa 80 kp Wasser aufnimmt. Wirkt eine stärkere Kraft als 80 kp auf die Bandscheibe ein, dann werden Flüssigkeit und damit auch die in der Flüssigkeit enthaltenen Abfallstoffe aus der Bandscheibe herausgepreßt.

Körperhaltungen, die einem Bandscheibendruck unterhalb 80 kp entsprechen, insbesondere das Liegen, führen zu einer Flüssigkeitsaufnahme. Druck über 80 kp, wie er im Stehen oder im Sitzen vorkommt, führt zu einem Auspressen der Bandscheibe. Sowohl eine ausschließliche Entlastung – entspricht einer ständigen Wasseraufnahme – wie auch eine dauernde Belastung – entspricht einem ständigen Verlust von Wasser – führen zu Schäden innerhalb des Bandscheibengewebes. Nur ein ständiger Wechsel zwischen Belastung und Entlastung, also ein ständiger Wechsel zwischen Flüssigkeitsaufnahme und -abgabe, erhalten die lebensnotwendigen Stoffwechselvorgänge. Ein dauerhaftes Liegen ist deshalb genauso schädlich wie ein dauerhaftes Stehen.

Nach längerem Stehen ist die Flüssigkeit herausgepreßt, der Gallertkern schlaff und weich. Nach dauerhaftem Liegen ist der Gallertkern völlig aufgepumpt und extrem prall-elastisch und hart. Die Mittelstellung ist die richtige: Wenn die Bandscheibe ihren mittleren Flüssigkeitsgehalt besitzt und eine feste elastische Masse darstellt, dann kann sie ihre Aufgaben optimal erfüllen (Abb. 22 a und b).

Die Substanzen, welche Flüssigkeit ansaugen, das heißt den Quellungsdruck der Bandscheibe herbeiführen, werden schon ab dem 30. Lebensjahr reduziert. Die festen Fasern des Hüllgewebes verlieren zunehmend ihre Festigkeit und ihre Elastizi-

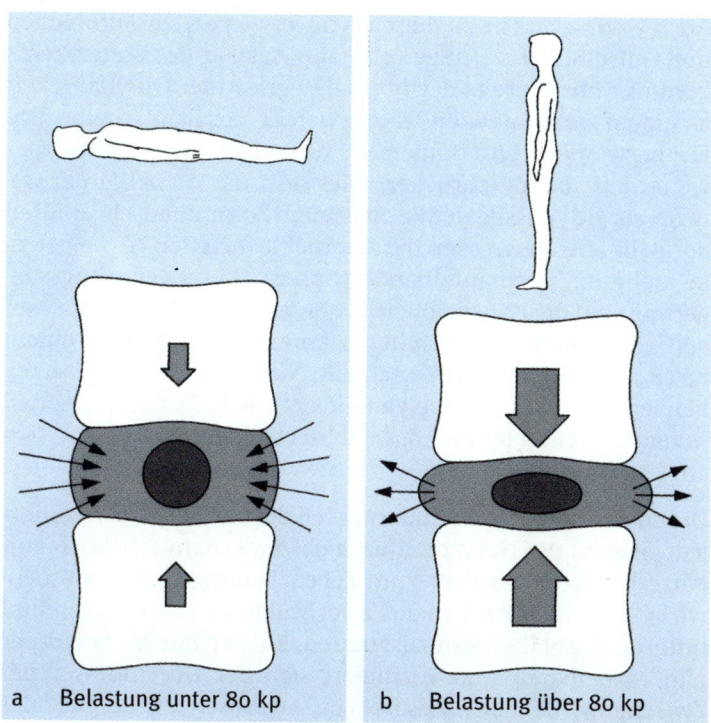

a   Belastung unter 80 kp   b   Belastung über 80 kp

Abb. 22:   Das Verhalten der Bandscheibe als elastischer Druckverteiler. In der Entlastungsphase (a) wird Flüssigkeit in die Bandscheibe aufgenommen. In der Belastungsphase (b) gibt die Bandscheibe Flüssigkeit ab.

tät, sie werden rissig und brüchig. Beides wirkt sich nachteilig auf die Belastbarkeit aus. Durch den Verlust der wasseranziehenden Kraft geht zunehmend die stoßdämpfende Wirkung und die Elastizität des Bandscheibenkerns verloren. Das Spröde- und Rissigwerden des Hüllgewebes führt dazu, daß der Gallertkern nach außen gepreßt werden kann: Die Hexe hat geschossen, ein *Bandscheibenvorfall* ist entstanden.

Auch wenn es nicht zu diesem schwerwiegenden Aufbrechen und Aufreißen des Hüllgewebes mit Austritt des Gallertkerns kommt, führt bereits der normale Verlust der Quellfähigkeit zu einem zunehmenden Flacherwerden der Bandscheibe. Das Flacherwerden führt seinerseits dazu, daß die Wirbelkörper weiter aufeinanderzurücken. Dies stört die Wirbelkörper weniger als die Wirbelgelenke. Bei einem Zusammenschrumpfen der Bandscheibe werden die Knorpelflächen der Wirbelgelenke mehr und mehr aufeinandergepreßt. Dieser Belastungssteigerung sind die Knorpeloberflächen nicht gewachsen. Sie werden zunehmend aufgerauht; es kommt auch hier zu einem rasch fortschreitenden Verschleiß. Nun haben wir Bandscheibenverschleiß und Wirbelgelenkverschleiß. Der typische tiefsitzende Kreuzschmerz, das »Abbrechen im Kreuz«, hat sich eingestellt.

Durch das Näheraufeinanderrücken der Wirbelkörper verliert jedoch auch der Nerv, der durch das Zwischenwirbelloch austritt, den Raum, den er zum Leben benötigt. Die Zwischenwirbellöcher setzen sich aus zwei Mulden an den oberen und unteren Wirbelkörpern zusammen. Rücken die Wirbelkörper näher aneinander, so verringert sich der Durchmesser des Zwischenwirbellochs. Zusätzliche Arthrosen im Bereich der Wirbelgelenke, die mit knöchernen Ausstülpungen verbunden sind, engen das Nervenloch noch mehr ein. Ein quälender Dauerschmerz ist die Folge. Der Rücken wird kälte- und wetterumschlagsempfindlich.

Falsche Rückenhaltungen

Unter richtiger Haltung können sich sicher die meisten etwas vorstellen. Die falsche Haltung zu beschreiben fällt schwer. Was ist richtige und was ist falsche Haltung? Die Grenzen sind folgende: Betrachten wir den Rücken von hinten, so muß die Mittellinie der Wirbelsäule gerade erscheinen. Diese Definition ist relativ einfach. Betrachten wir die Wirbelsäule von der Seite, so macht sie die uns bekannte typische doppel-S-förmige Schwingung. Hier beginnt das Problem. Wie stark darf diese

Krümmung sein, damit sie noch als normal bezeichnet werden kann? Der Unterschied einer normalen doppel-S-förmigen Schwingung zum hohlrunden Rücken ist eigentlich nur der, daß die Schwingungen im Brust- und Lendenwirbelsäulenbereich zu stark sind.

Eine weitere Schwierigkeit in der Beurteilung liegt darin, daß wir unsere Haltung ständig verändern. Wir wechseln zwischen aktiver und passiver Haltung. Auch bei der passiven Haltung unterscheiden wir die sogenannte bänderschlaffe Haltung von der schulterschlaffen Haltung. Die schulterschlaffe Haltung ist diejenige, bei der die Schulter weit nach vorn genommen herabhängt – das, was wir auch mit einem depressiven, niedergeschlagenen Erscheinungsbild in Verbindung bringen. Hierbei bilden wir eine dem Rundrücken ähnliche Haltung.

Die bänderschlaffe Haltung ist insbesondere durch die schlaffe Bauchdecke mit vorgewölbtem Hängebauch und vermehrter Hohlkreuzbildung gekennzeichnet. Hier wird die Haltearbeit der Wirbelsäule überwiegend von den Bändern übernommen. Diese Haltung entspricht am ehesten dem Haltungsfehler des hohlrunden Rückens. Wenn wir jedoch zwischen aktiver und passiver Haltung abwechseln, kann es sich hierbei gar nicht um Fehlhaltungen handeln. Hier liegt eine zweite Schwierigkeit der Definition. Die passiven Haltungen können wir ohne weitere Schwierigkeiten ausgleichen. In der aktiven Haltung verschwindet die vornüberhängende Schulter oder der schlaff herabhängende, vorgewölbte Bauch.

Anders ist das bei der krankhaften Form. Beim Hohlrundrücken sowie beim Rundrücken handelt es sich um Fehlhaltungen, die nicht mehr vollständig ausgeglichen werden. Diese starke Schwingung der Wirbelsäule, beim Rundrücken die Brustvorwölbung (Kyphose) und beim Hohlrücken die zu tiefe Lendenmuldung (Lordose), führen zu einer ständigen Überlastung der Rückenmuskeln. Damit sich diese starke Schwingung der Wirbelsäule nicht noch weiter verstärkt, muß die Muskulatur ständige Haltearbeit leisten. Mit zunehmender Muldung werden auch die Bänder stärker in die Haltearbeit mit eingespannt. Sie reagieren mit Verkürzung oder Überdehnung, je nachdem auf welcher Seite der Krümmung die Bänder liegen.

Die dauernde Notwendigkeit zur Muskelarbeit führt zu Verspannungen und Verhärtungen in der Muskulatur. Der Muskel wird druckempfindlich und schmerzt. Der Muskel kommt mehr und mehr in die Bredouille, da ein Teufelskreislauf einsetzt: Während der Muskelanspannung werden die kleinen, im Muskel verlaufenden Blutgefäße zusammengedrückt, und die Blutzirkulation wird reduziert. Die notwendige Anlieferung von Sauerstoff und Nährstoffen sowie der Abtransport von Abfallstoffen findet nicht mehr im ausreichenden Maße statt. Es sammeln sich zunehmend Abfallstoffe in den Muskeln, was zu einer Reizung und Spannungszunahme des Muskels sowie zu einer weiteren Schmerzverstärkung führt. Die Schmerzen selbst führen aber zu einer Zunahme der muskulären Spannung. Wer kennt nicht die angespannte Nackenmuskulatur bei Zahnschmerzen? Wenn aber der Schmerz zu einer Zunahme der Muskelspannung führt und die Zunahme der muskulären Spannung zu einer weiteren Verstärkung der Schmerzen, befinden wir uns in einem Teufelskreis, aus dem wir ohne Behandlung nicht mehr herauskommen.

Während die Definition der vermehrten oder abgeschwächten Schwingung erhebliche Schwierigkeiten bereitet, läßt sich die Abweichung der Wirbelsäulenachse, von hinten betrachtet, sehr einfach erkennen. Die normale Wirbelsäule ist vom Kopf bis zum Gesäß völlig gerade. Jede seitliche Verkrümmung ist krankhaft. Die seitliche Verkrümmung der Wirbelsäule bezeichnet man als Skoliose. Das Problem der Skoliosen liegt darin, daß sie die Neigung haben – wenn sie im Kindesalter auftreten –, während des Wachstums ständig zuzunehmen. Bei stärkerer Verkrümmung kommt es zu einer schiefen Schulterkulisse, und das Becken verkippt. Im Alltag fällt zunächst häufig auf, daß die Kleidung nicht mehr richtig sitzt. Entweder ist der Pullover auf der einen Seite kürzer, oder der Hosenbund erscheint einseitig höher. Hat man einen solchen Verdacht, so betrachte man den Rücken von hinten. Ist man sich nicht ganz im klaren, ob es zu einer Verkrümmung gekommen ist, so läßt man den Betroffenen sich nach vorn beugen. Seitliche Verkrümmungen erscheinen dann wesentlich deutlicher (Abb. 23 a und b).

Wie bei den verstärkten Schwingungen führen auch seitliche Verkrümmungen zu unterschiedlicher Beanspruchung von Muskulatur und Bändern. Verspannungen und Bänderüberlastungen sind auch hier die Folge.

Eine der leidtragenden Strukturen haben wir noch vergessen: die Bandscheibe. Durch die verstärkten Schwingungen oder aber durch seitliche Verkrümmungen wird die Bandscheibe nicht mehr gleichmäßig belastet. Auf der konkaven Seite kommt die Bandscheibe unter stärkere Belastung, auf der kon-

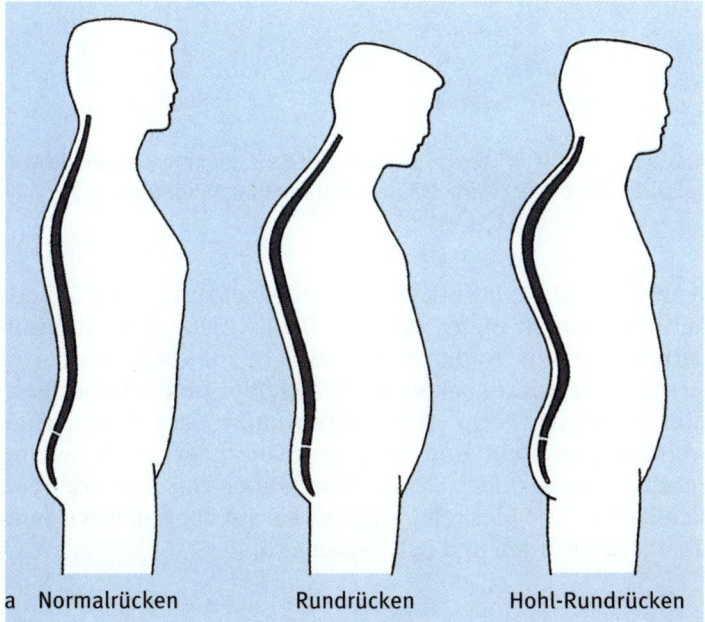

a Normalrücken   Rundrücken   Hohl-Rundrücken

Abb. 23:   (a) Die Wirbelsäule von der Seite gesehen; Normalrücken, Rundrücken und Hohl-Rundrücken.

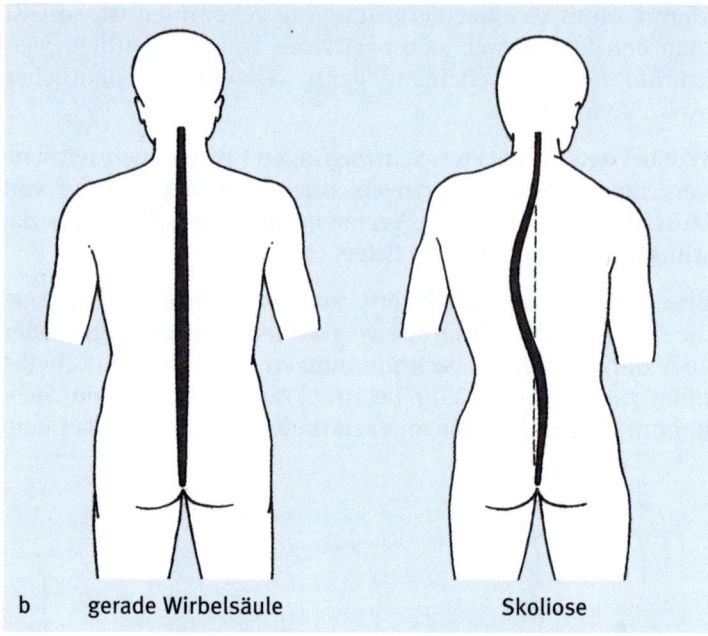

b	gerade Wirbelsäule	Skoliose

Abb. 23: (b) Die Wirbelsäule in der Aufsicht als normale gerade Wirbelsäule und bei der Wirbelsäulenverkrümmung (Skoliose).

vexen Seite wird sie entlastet. Dies führt dazu, daß der Gallertkern nicht mehr in der Mitte der Bandscheibe verbleibt, sondern zur Seite gedrängt wird. Er weicht zur entlasteten Seite aus. Auf der stärker belasteten Seite fehlt nun die Pufferfunktion des Gallertkerns. Die Hüllsubstanzen der Bandscheibe werden gequetscht und bei längerdauernder Fehlbelastung zermürbt. Risse bilden sich. Auf der konkaven Seite verkürzen sich Bänder und Muskeln, während sie auf der konvexen Seite überdehnt werden und sich verlängern.

Der Bandscheibenvorfall

Die Bandscheibe stellt den Dreh- und Angelpunkt unserer Wirbelsäule dar. Eine völlig gesunde Bandscheibe ist gekennzeichnet durch einen in der Mitte gelegenen Gallertkern, der prallelastisch und von intaktem festem Hüllgewebe schalenförmig umgeben ist. Ständige Drucküberbelastungen oder Fehlbelastungen können den Gallertkern lockern und zermürben. Das Hüllgewebe wird zerrüttet und reißt ein.

Wird die Bandscheibe einseitig, punktförmig belastet, so weicht zunächst der Gallertkern aus. Bei intaktem äußerem Hüllgewebe ist diese Verlagerung nur vorübergehend und nicht endgültig. Die Verlagerung des Gallertkerns unter Druck führt zu einer Vorwölbung des Hüllgewebes. Dieses Vorwölben des Hüllgewebes bezeichnet man im Fachjargon als Protrusion. Bei Entlastung bildet sich die Vorwölbung wieder völlig zurück; Voraussetzung ist jedoch, daß Hüllgewebe und Gallertkern elastisch reagieren. Sind Gallertkern und Hüllgewebe zerrüttet und mürbe, so bleibt die Vorwölbung auch im entlasteten Zustand bestehen.

Die Vorwölbung kann nach verschiedenen Richtungen gehen; sie kann sich nach vorn, nach links oder nach rechts oder nach hinten (Richtung Rückenmark) wölben. Bildet sich die Vorwölbung nach vorn oder zur Seite aus, so ist hier genügend Platz, und keine anderen Strukturen werden belästigt. Weicht die Bandscheibe jedoch nach hinten (Richtung Rückenmark oder Rückenmarksnerv) aus, so kann sie auf die weichen, sensiblen Gewebe drücken. Die schleichend auftretenden Verlagerungen, die sich nicht mehr zurückbilden, sind von schleichend auftretenden, tiefsitzenden Rückenschmerzen (Lumbago) gekennzeichnet. Drückt das vorgewölbte Bandscheibengewebe auf das Rückenmark oder auf den Rückenmarksnerv, führt dies zu Schmerzen entlang der Nervenbahn. Es kommt zu Ischiasbeschwerden. Bei Vorwölbungen sind die Schmerzen meist von dumpf ziehender und schleichender Charakteristik.

Ist der Alterungsprozeß im Hüllgewebe fortgeschritten und das Hüllgewebe brüchig und rissig, dann kann bei verstärkter Druckbelastung der Gallertkern das Hüllgewebe sprengen und quillt aus dem schützenden Faserring heraus: Es kommt zum Bandscheibenvorfall. Der Mediziner spricht von Prolaps. Der Bandscheibenvorfall ist also dadurch gekennzeichnet, daß der weiche Gallertkern die ihn umschließende Hülle verläßt. Dieser Vorgang ist irreversibel. Die Bandscheibe hat ihre Funktion völlig verloren. Tritt das Ereignis plötzlich ein, so kommt es zum akuten Ischiasschmerz, dem Hexenschuß.

Je nachdem in welcher Höhe das Bandscheibengewebe auf die Nerven drückt, kommt es zu ganz typischen Beschwerden. Im einfachsten Fall kommt es nur entlang des Nervs zu ausstrahlenden Schmerzen. Der Nerv wird vermehrt dehnungsempfindlich. Der Arzt prüft das durch Anheben des gestreckten Beines, was zu heftigen Schmerzen führt. Dieses Zeichen wird Lasègue-Zeichen genannt. Es ist immer ein Hinweis auf eine Reizung des Nervs.

Kommt der Rückenmarksnerv unter stärkere Bedrängnis und wird er durch zunehmenden Druck in seiner Funktion vermehrt gestört, so treten Gefühlsstörungen in bestimmten Hautbezirken auf. Es kommt zur Berührungsempfindlichkeit und bei weiterem Voranschreiten zum »Ameisenlaufen« und Kribbeln. Fällt die Gefühlswahrnehmung durch den anhaltenden Druck auf den Nerv aus, so entsteht ein Taubheitsgefühl. Die am stärksten belastete unterste Bandscheibe kann auf einen Nerv drücken, der entlang der Ober- und Unterschenkelaußenseite zu Gefühlsstörungen führt. In diesem Gebiet spürt man plötzlich nichts mehr. Gleichzeitig kann es zum Verlust bestimmter Reflexe kommen. Wenn wiederum die letzte Bandscheibe betroffen ist, so fehlt der Achillessehnenreflex. Ist eine Bandscheibe zwei bis drei Etagen höher betroffen, kann es zum Verlust des Kniescheibensehnenreflexes kommen.

Neben dem Schmerz, dem Verlust von Reflexen und dem Verlust der Gefühlswahrnehmung tritt bei stärkerem Druck eine weitere Funktionsstörung hinzu: die Muskellähmung. Zunächst kommt es nur zu einer Abschwächung der Muskelkraft, die jedoch bei stärkerem Druck bis zur vollständigen Lähmung der Muskeln führen kann. Ist die unterste Bandscheibe betroffen, so lassen die »Fußsenker« in ihrer Funktion ständig nach. Im Extremfall einer vollständigen Lähmung ist man nicht mehr in der Lage, auf den Zehenspitzen zu gehen.

Wenn die Bandscheibe eine Etage höher betroffen ist, werden die fußhebenden Muskeln stärker abgeschwächt. Im Endzustand fehlt die Fußhebung. Der Fuß kann beim Laufen nicht mehr angehoben werden und wird nachgeschleppt. Es entsteht der bei Schauspielern, die als Stepper auftreten, bekannte Gang, der sogenannte Steppergang. Der Fuß schleift nach, und der Betroffene stolpert häufiger.

Im Bereich des unteren Rückenmarks kann es auch zu der besonders gefährlichen Lähmung der Muskulatur von Blase oder Darm kommen. Eine Kontrolle der Blasen- oder Darmfunktion ist dann nicht mehr möglich. Durch eine sofortige Entlastung des Nervs, das heißt durch eine operative Beseitigung des Vorfalls, ist die Muskelfunktion wiederherstellbar.

Tip 31 bis 61

Tip 31   **Holen Sie sich einen gesunden Schlaf**

Beginnen wir mit der Betrachtung Ihrer Nachtruhe, die einen ganz außergewöhnlichen Teil Ihres Lebens mitbestimmt. Wie lassen Sie Ihren Tag ausklingen?

- Beschäftigen Sie sich bis zum letzten Augenblick mit Arbeiten des Tages wie Lesen von Geschäftsberichten, Programmerstellungen, Bügeln oder Aufräumarbeiten im Haushalt?
- Oder sitzen Sie bis zum letzten Film – eventuell ein spannungsgeladener Krimi oder ein nervenaufputschendes Fußballspiel oder Tennismatch – für zwei oder drei Stunden auf einem viel zu weichen und unphysiologischen (nicht körpergerechten) Sessel vor dem Fernseher?
- Trinken Sie dazu noch zur Entspannung ein paar Bierchen, knabbern scharfe Chips oder greifen zur Pralinenschachtel?

Das alles sind natürlich keine guten Vorbereitungen für einen erholsamen und kräfteaufbauenden Schlaf.

Positiv beeinflussend könnten Sie folgendermaßen eingreifen:

- einen kleinen Spaziergang vor dem Zu-Bett-Gehen von etwa zehn Minuten machen;
- einen beruhigenden Kräutertee (Melisse oder Abendmischungs-Tee aus dem Reformhaus) trinken;
- dazu eine Aroma-Lampe mit beruhigenden Ölen wie Lavendel oder Melisse aufstellen;
- entspannende Musik hören;
- angenehme Literatur lesen;

- eine lauwarme Dusche oder ein entspannendes Bad nehmen, dazu leichtes Massieren mit einem Bürstenhandschuh;
- ein kreatives Hobby ausüben;
- oder einfach mal nichts tun, über den vergangenen Tag und verschiedene Begebenheiten nachdenken.

Die ganz elementaren Voraussetzungen sollten Sie zuerst geprüft haben. Im einzelnen sind dies:

- individuelle Einteilung der Schlafdauer;
- gutes Bettgestell und wirbelsäulengerechte Matratze;
- atmungsaktive Bett- und Nachtwäsche aus verträglichen Materialien;
- gut gelüftetes Zimmer;
- richtige Raumeinteilung: Das Bett soll am optimalen Platz stehen.

Wenn Sie einige dieser Tips anwenden, werden Sie mit frischem Schwung und Elan für den kommenden Tag gerüstet sein.

Tip 32 Seien Sie kein Korkenzieher im Bett

Nicht etwa Ihre Trinkgewohnheiten sollen kritisiert oder der Wein verteufelt werden, sondern hier geht es um die Verdrehung Ihrer Wirbelsäule.

Die Verdrehung des Oberkörpers gegenüber dem Unterkörper, ähnlich einer Korkenzieherwindung, zählt zu den schrecklichsten Dingen, die wir unseren Bandscheiben und den Wirbelgelenken zumuten können. Für eine Drehbelastung ist die Wirbelsäule nicht geschaffen. Die Wirbelsäule soll Lasten aufnehmen; sie soll beweglich sein. Aber sie ist nicht dafür geschaffen, Drehbelastungen wirkungsvoll aufzunehmen.

Bei der üblen Angewohnheit, mit dem Unterkörper auf dem Bauch, mit dem Oberkörper jedoch auf der Seite zu schlafen, kommt es zu diesem Korkenziehereffekt. Nachts erschlafft die

Muskulatur, so daß die Bandscheibe nicht durch Muskelan-spannung geschützt wird. Verdrehungen der Wirbel gegenein-ander beanspruchen die Bandscheibe enorm. Bis zu einigen Stunden kann so die Bandscheibe ungeschützt durch das ver-drehte Liegen strapaziert werden.

Bringen Sie Ihren Kreislauf in Schwung

Direkt nach dem Aufwachen wäre eine kurze, fünfminütige Gymnastik, entweder im Bett liegend oder auf dem Teppich, das Richtige für Kreislauf und Rücken:

- Strecken Sie einfach beide Beine in die Luft und lassen Sie die Füße nach rechts und links kreisen.
- Spreizen Sie die Beine und führen Sie sie wieder zusam-men.
- Heben und senken Sie langsam die Beine.
- Stellen Sie die Beine gespreizt auf, und lassen Sie die Ober-schenkel nach innen kippen.

Unter der Dusche können Sie sich schon Gedanken über eine gute Zeitplanung für den Tag machen.

Ein gesundes Frühstück hilft der Wirbelsäule

Das Frühstück sollte nicht zu üppig ausfallen. Der gesamte Ver-dauungsapparat beeinflußt auch Ihren Rücken. Zu schwere Kost oder eine zu große Essensmenge führen zu träger Verdau-ung, die sich in mehr Volumen im Bauchraum und damit als Belastung der Bauchdeckenmuskulatur und der Wirbelsäulen-muskulatur auswirkt.

Die umfassenden Prozesse des Stoffwechsels im Körper wirken sich auf Kreislauf, Atmung, Hormonsystem und auf alle inneren Organe aus. Auch die Ernährung des ganzen Skelettsystems gehört dazu. Ein gutes Frühstück könnte so aussehen:

- ballaststoffreiches Brot,
- Magerquark mit Kräutern oder Sesam,
- Obst,
- leichter Käse,
- Tee oder milder Kaffee.

 ## Beginnen Sie den Tag mit einem aktiven Rücken

Für viele Menschen beginnt der Tag schon nach dem Aufstehen mit Rückenschmerzen. Dies ist nicht verwunderlich – langandauernde Fehlhaltungen belasten den Rücken, und davor ist man auch beim Schlafen nicht gefeit. Es ist darum wichtig, gleich beim Aufstehen aktiv zu werden. Das Aufstehen soll zwar keine Zeremonie wie seinerzeit bei Ludwig XIV. in Versailles werden, aber ein eingespieltes Ritual verhilft schon am frühen Morgen der Wirbelsäule zu einem optimalen Start in den Tag. Wie ein solches Ritual aussehen könnte, zeigt die folgende kleine Übungsfolge:

- Räkeln und strecken Sie sich ausgiebig! Beobachten Sie einmal, wie sich eine Katze oder ein Hund beim Aufwachen dehnen, damit sie geschmeidig und fit werden.
- Ziehen Sie die Knie wechselseitig zur Brust heran! Halten Sie jedes Knie einen Moment dort fest, dann wechseln Sie zur anderen Seite.
- Ziehen Sie beide Knie gleichzeitig an die Brust! Halten Sie sie dort drei bis vier Sekunden fest, machen Sie den Rücken rund, und strecken dann die Beine wieder. Spüren Sie in Ihren Rücken hinein! Die Wahrnehmung dessen, was sich im Körper abspielt, ist bei allen Übungen sehr wichtig.
- Stellen Sie die Beine auf! Die Fersen stehen nah am Gesäß. Nun legen Sie beide Knie erst nach links, dann nach rechts ab. Führen Sie die Bewegung sehr langsam aus und beob-

achten Sie, wie dabei der untere Teil des Rückens bewegt (mobilisiert) wird. Führen Sie die Übung so lange aus, wie es
• Ihnen wohltut.
Zum Abschluß: Bringen Sie Ihren Kreislauf in Schwung! Strecken Sie beide Beine in die Luft und »radeln Sie«. Versuchen Sie zwischendurch auch einmal rückwärts zu fahren.

Entscheidend ist bei diesem Übungsprogramm – wie bei allen anderen –, daß Sie es regelmäßig wie das Zähneputzen anwenden. Einmal alle vierzehn Tage ist es wirkungslos. Bei regelmäßiger, möglichst täglicher Übung gelingt es bereits mit drei bis fünf Minuten, den Rücken wieder geschmeidig zu machen und zu pflegen.

Gönnen Sie Ihrem Rücken doch einmal die Wohltat einer Massage unter der Dusche (Abb. 24). Gehen Sie dazu in die Knie,

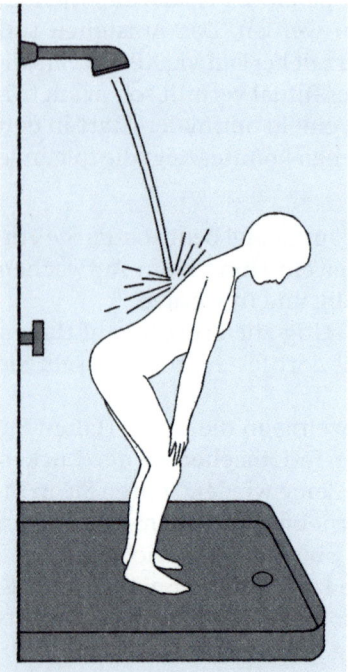

Abb. 24: Die Massagewirkung der Dusche.

stützen Sie den Oberkörper mit den Händen ab und machen Sie abwechselnd ein Hohlkreuz und einen Rundrücken. Genießen Sie den warmen Duschstrahl auf dem unteren Rücken – er massiert und mobilisiert zugleich. Beim Abtrocknen setzen Sie die Massage fort, jetzt mit dem Handtuch. Fassen Sie es hinter dem Rücken an beiden Enden und massieren Sie kräftig Rücken und Gesäß (Abb. 25).

Zuletzt ein kleines Dehnungsprogramm: Legen Sie einen Fuß auf den Rand der Badewanne. (Achtung! Überzeugen Sie sich, daß das Standbein sicher steht und Sie nicht auf feuchtem Untergrund oder einer Badematte ausrutschen können.) Schlingen Sie ein Handtuch um den Fuß und ziehen Sie den geraden Oberkörper in Richtung des aufgelegten Beins. Halten Sie diese Position ungefähr 20–30 Sekunden. Spüren Sie das Ziehen (es darf nicht schmerzen!) in der rückwärtigen Oberschenkelmuskulatur.

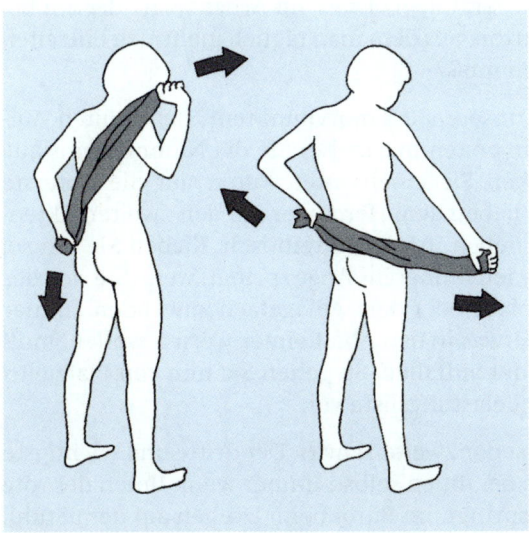

Abb. 25:   Die Handtuchmassage beim Abtrocknen.

Tip 36 Kaufen Sie sich Ihre »Memorypunkte«

Das soll nicht heißen, daß Sie sich Ihre Rückengesundheit einfach kaufen können, sondern Sie sollen sich sogenannte Erinnerungspunkte kaufen. Dafür eignen sich alle farbigen Aufkleber, sei es für Tiefkühlbeutel oder Aufkleber, die sich als Gedankenstützen im Büro finden; je auffallender, desto besser. Als ideale Größe hat sich eine Größe von drei bis vier Quadratzentimetern erwiesen. Diese Punkte sollen Sie nicht etwa auf Ihren Rücken kleben, sondern vor der Anwendung dieser Erinnerungspunkte müssen wir noch eine kleine Hausaufgabe erledigen.

Zunächst ist es wichtig, sich zu überlegen, wo man sich am häufigsten aufhält; der eine zu Hause, die andere im Büro oder an der Arbeitsstelle. Gehen Sie in Ihrem ganz persönlichen Alltagsbereich Schritt für Schritt Ihr Verhalten durch. Wo kommt es zu regelmäßigem Heben von schweren Gegenständen? Wo müssen Sie sich häufig bücken? Ist es der Mülleimer, um Abfall hineinzuwerfen? Ist es die Schublade in der Küche, in der ganz unten Ihr Arbeitsgerät liegt? Ist es am Arbeitsplatz der am Boden stehende Karton, aus dem man täglich mehrfach Einzelteile herausnehmen muß?

Nun zurück zu unseren »Memorypunkten«, den bunten Aufklebern. Mit dem ersten markieren Sie die Nummer eins auf Ihrer Liste. Kleben Sie einen roten Punkt auf die unterste Schublade links neben dem Herd oder auf den zweiten Aktenschrank, rechts neben Ihrem Schreibtisch. Kleben Sie ihn so, daß der Punkt Ihnen immer ins Auge springt, wenn Sie sich der untersten Schublade oder dem Ablagefach zuwenden. Immer dann, wenn Sie etwas in den Abfalleimer werfen wollen, muß Ihnen dieser Punkt auffallen. So gehen Sie nun von Platz eins bis fünf in Ihrer Belastungsliste vor.

Dies war aber erst der zweite Schritt. Der dritte und wichtigste Schritt liegt nun bei Ihnen selbst. Immer wenn Ihnen der rote Punkt ins Auge springt, im Büro, beim Drehen auf dem Stuhl, erinnern Sie sich daran: Verdrehen im Kreuz ist schädlich. Drehen Sie Ihren ganzen Stuhl, oder stehen Sie doch einfach ganz kurz auf.

Immer wenn Sie an die unterste Schublade müssen und Ihnen der rote Punkt ins Auge fällt, kontrollieren Sie sich: Haben Sie sich gebückt, oder sind Sie lieber rückenfreundlich in die Hokke gegangen?

Üben Sie Selbstkritik. Sind Ihnen fünf Punkte zuviel, so reduzieren Sie sie lieber auf drei oder sogar nur auf zwei Punkte. Wichtig ist das Befolgen der »Memorypunkte«. Lassen Sie sich durch den Punkt daran erinnern, daß dies einer Ihrer Hauptbelastungsorte für den Rücken ist, daß Sie hier eine rückenschonendere Arbeitshaltung einnehmen müssen. »Memory« heißt Erinnerung – sich selbst daran erinnern, daß man für sein eigenes Kreuz etwas tun muß.

Tip 37   Weg mit der schlaffen Bauchdecke

Was hat denn der Bauch oder die schlaffe Bauchdecke mit dem Kreuz zu tun? Die Bauchmuskulatur haben wir als eine der wichtigsten stützenden Elemente unserer Wirbelsäule kennengelernt. Die Wirbelsäule, als aufgestellter Mast, der sich in der Belastung des Alltags nach allen Seiten verbiegen will, wird gehalten durch die Teile, die ihn fest einspannen: durch unsere Muskulatur. Am Rücken ist es die rückennahe, seitlich die seitwärtsgelegene Muskulatur, nach vorne die Bauchmuskulatur. Die Bauchmuskulatur hat noch eine weitere Funktion: nicht nur ein Verspannen gegen seitliche Belastung, sondern auch eine direkte Entlastung der Wirbelsäule. Wie geht das vor sich?

Unser Bauchraum ist wie ein großer Luftballon. Wenn ich ihn von oben her zusammendrücke, dehnt er sich nach vorn, hinten, links und rechts aus. Wenn ich ihn von vorn und hinten, von links und rechts zusammendrücke, dann dehnt er sich der Länge nach aus. Hinten befindet sich die Wirbelsäule, links, rechts und vorn die Muskulatur. Vorn besitzen wir die wichtigste Muskulatur, die Bauchdeckenmuskulatur. Bei kräftigem

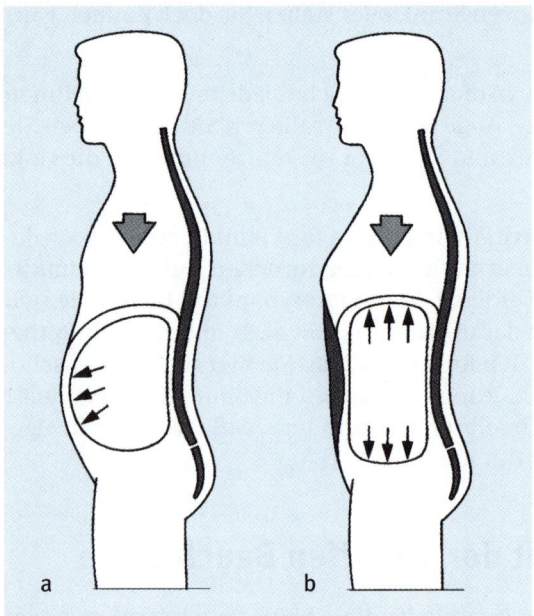

Abb. 26: Die Wirkung einer schlaffen Bauchdecke (a) und die Wirkung einer kräftigen Bauchmuskulatur (b).

Muskelkorsett wird die Bauchblase mehr in die Länge gestreckt, die Wirbelsäule gedehnt und eher entlastet. Das Gewichttragen wird nicht nur von der Wirbelsäule ausgeführt, sondern auch über die luftballonähnliche Bauchblase. Bei schlaffer Bauchmuskulatur kann unsere Bauchblase nach vorn ausweichen. Die Entlastungswirkung der Bauchblase geht dadurch völlig verloren. Trainieren Sie deshalb die schlaffe Bauchdecke weg (Abb. 26 a und b; vgl. Übungen ab Seite 173).

Tip 38   Übergewicht ist ein Rückenkiller

Mal sind es die »Drüsen« oder ein (schändlicher) Mangel an Disziplin, ein andermal muß die aus dem Takt geratene Seele oder ein Durcheinander in den Zellen als Erklärung dafür herhalten, daß Bäuche und Hüften immer »speckiger« und »wabbeliger« werden. Die Hauptursachen für die Entstehung von Übergewicht sind aber Bewegungsmangel und erhöhte Energiezufuhr. Krankheiten wie Arteriosklerose, Bluthochdruck, Gicht und Diabetes mellitus treten häufig in Verbindung mit Übergewicht auf. Jedes Pfund, mit dem wir unser Idealgewicht überschreiten, wirkt sich negativ auf unseren Rücken aus. Achten Sie also auf Ihr Gewicht! Ein dicker Bauch ist nicht nur eine Mehrbelastung für den Rücken, sondern auch ein Hindernis für ein gutes Muskelkorsett.

Eine sinnvolle Vorbeugung bzw. Behandlung des Übergewichts ist die Erhöhung des Energieverbrauches bei gleichzeitiger Drosselung der Energiezufuhr. Vor einer Nahrungskarenz (Nulldiät) oder einer starken Reduktionskost oder vor der Verabreichung bestimmter Appetitzügler sei an dieser Stelle gewarnt. Auch diverse Diäten, die vor allem in verschiedenen Boulevard-Zeitschriften angeboten werden, sollten Sie meiden. Hier ist immer eine qualifizierte Ernährungsberaterin heranzuziehen, um nachhaltige Nebenwirkungen zu vermeiden.

Eine erfolgversprechende und aus gesundheitlichen Gründen empfehlenswerte Therapie für die Bekämpfung von Übergewicht ist eine energiereduzierte Mischkost auf der Basis einer Vollwerternährung, womit die Deckung aller essentiellen Nährstoffe garantiert wird, und ein zusätzliches körperliches Training. Im Mittelpunkt stehen dabei stets Bewegungen, welche den ganzen Körper beanspruchen, wie Schwimmen, Radfahren, Laufen, Wandern usw. So kann schon bei einer geringgradigen körperlichen Aktivität, beispielsweise einem Spaziergang oder einem Dauerlauf über 45 Minuten, der tägliche kalorische Umsatz um 20–25% gesteigert werden. Dabei entscheidet über den kalorischen Verbrauch nicht so sehr die

Geschwindigkeit – Gehen oder Laufen – als vielmehr die zurückgelegte Strecke.

Wählen Sie zu Beginn der körperlichen Belastung immer solche Tätigkeiten, bei denen Ihr eventuell schon erhöhtes Körpergewicht sich nicht nachteilig auf die Leistungsfähigkeit oder auf die Motivation auswirkt. Hier sind in erster Linie Radfahren, Schwimmen und speziell auch Wandern zu empfehlen. Gerade Wandern ist durch die große Zahl der Jogger in den Hintergrund gedrängt worden. Viele Sportmediziner dagegen empfehlen heutzutage: »Geh – renne nicht!« Zum einen werden Herz und Kreislauf beim zügigen Wandern schon ganz ordentlich gefordert, Gelenke und Bänder hingegen werden geschont. Zum anderen ist es leichter, das Gehtempo innerhalb einer angemessenen Belastung zu halten als beim Laufen, wo die Belastung häufig zu hoch gewählt wird.

Berücksichtigen Sie beim Wandern folgende fünf Grundregeln:

- Gehen Sie zügig mit ausgreifenden Schritten. Bummeln Sie nicht!
- Atmen Sie tief und gleichmäßig ein und aus, zum Beispiel auf drei Schritte ein und auf drei Schritte aus.
- Ziehen Sie feste, bequeme Schuhe an. Für das Wandern gibt es kein schlechtes Wetter, nur ungeeignete Schuhe und Kleidung.
- Planen Sie das Wandern regelmäßig in den Wochenverlauf ein (zwei-, besser dreimal).
- Machen Sie ab und zu auch mal eine längere Wanderung oder eine Bergtour. Sie sind nach dem Einstiegsprogramm jetzt auch schon so fit, daß Sie solche Belastungen vertragen können. Erhöhen Sie zu Beginn lieber den Umfang als die Intensität.

Der Mensch ist, was er ißt – Schwein macht den Rücken krank

Ein weiterer wesentlicher Punkt ist die gesamte Ernährung. Sie ist für die Versorgung und den Energiehaushalt unseres Körpers verantwortlich. Die inzwischen wissenschaftlich nachgewiesenen Ablagerungen von allen Schlackstoffen und Harnsäurekristallen in den Gelenken durch den Verzehr von zuviel Fleisch (besonders Schweinefleisch) sollten uns aufmerksam werden lassen. Auch die Hormonbehandlung der Tiere wirkt sich letztlich in unserem Organismus aus.

Eine optimale Versorgung unseres Körpers mit Mineralien, pflanzlichen und tierischen Eiweißen, Vitaminen und Ballaststoffen und somit die umgesetzte Energie und Ausdauer im täglichen Leben sind gerade für uns streßgeplagte moderne Menschen notwendig, um allen Anforderungen gerecht werden zu können.

Die Vollwerternährung mit ihren hohen Anteilen an Ballaststoffen, Mineralien und Vitaminen, die Reduzierung von tierischem Eiweiß und Fett bedeuten auch keineswegs einen Verzicht auf genußvolles Essen. Gerade durch das Belassen der Natürlichkeit der Nahrung wird ihre geschmackliche Eigentümlichkeit hervorgehoben. Es dauert zwar einige Zeit, sich von alten Eßgewohnheiten zu verabschieden, aber Sie werden es am eigenen Leib erfahren: Der Mensch ist, was er ißt.

Tip 40 Verteilen Sie die Lasten

Obwohl es einfach klingt, tun wir es selten. Meist wird soviel wie möglich getragen und transportiert. Sei es beim Gang in den Keller: Was muß noch alles mit nach oben gebracht werden? Oder beim Einkauf: ein Einkaufskorb, vollgepackt bis zum Rand. Einseitiges Tragen von außergewöhnlich hohem Gewicht führt dazu, daß die Wirbelsäule nach einer Seite verbogen und die Muskulatur der Gegenseite extrem beansprucht wird.

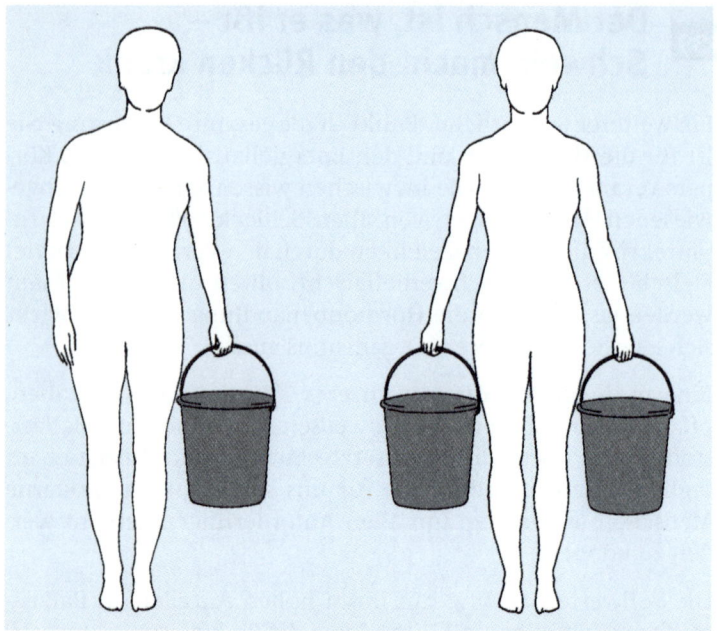

Abb. 27: Einseitiges Tragen führt zu einer Seitenverbiegung der Wirbelsäule. Die Verteilung der Last auf zwei Arme führt zu einer gleichmäßigen Belastung der Wirbelsäule ohne Verkrümmung.

Warum geht es nicht anders? Nehmen Sie doch zwei Taschen. Verteilen Sie das Gewicht nach links und rechts, das bedeutet schon die halbe Belastung für jede Seite. Vermeiden Sie die seitliche Verbiegung der Wirbelsäule.

Noch besser ist es natürlich, Lasten nicht nur von einem auf zwei Arme, sondern von einer Person auf zwei Personen zu verteilen. Warum soll nur einer den Kasten Limonade aus dem Auto heben? Es kann doch auch die Beifahrerin mithelfen. Oder fragen Sie doch einfach den Nachbarn, der vielleicht auch gerade allein sein Auto belädt. So können Sie sich jetzt gegenseitig beim Tragen behilflich sein.

Tip 41 | Benutzen Sie Hilfsmittel beim Heben

Sie haben richtig gelesen: Hilfsmittel. Benutzen Sie Hilfsmittel, die Ihnen und allen anderen zur Verfügung stehen. Wie soll man aber bei einem Paket Mehl Hilfsmittel benutzen? Die Benutzung von Hilfsmitteln betrifft schwere Lasten. So ist es der schwere Einkaufskorb oder der Kasten Mineralwasser, es ist der Transport der Waschmaschine von der Haustür zum Sperrmüll, es handelt sich um die gerade angelieferten zwei Sack Zement, die wir im Hinterhof brauchen, den neuen Beistellschrank und den Ballen Torf für den Garten. Auch bei Ihnen treten im Alltag Situationen auf, wo Sie, oft unbemerkt, schwere Lasten zu bewegen haben. Und was tun Sie dann? Zähne zusammengebissen und haruck, die ganze Kraft mobilisiert, gezeigt, was für ein Kerl man ist, und unter Keuchen und Schwitzen, aber am Ende glücklich, daß man es geschafft hat, wird es bewältigt. Erinnern Sie sich?

Dabei wäre das Ganze oft so einfach. Eine simple Schubkarre kann helfen, den Ballen Torf in den Garten zu bringen. Sie denken jetzt: So ein Aufwand – die Schubkarre herbeiholen, nur um den Torfballen zwanzig Meter zu transportieren? Aber genau diese Bequemlichkeit muß unser Rücken mit einer außergewöhnlichen Belastungszunahme bezahlen. Und solche Belastungen sind gar nicht so selten, wie wir denken. Benutzen Sie einen Sackkarren, wenn er zur Verfügung steht; benutzen Sie Tragegurte, damit Lasten verteilt werden können. Die Profis tun dies allemal. Kaum ein Getränkelieferant trägt die Kästen mit der Hand, meistens hat er einen kleinen Sackkarren dabei. Kein Möbelhaus liefert per Hand, kein Möbelpacker arbeitet ohne Tragegurte. Nutzen Sie also die Kenntnisse der Profis: Benutzen Sie Hilfsmittel beim Tragen.

Tip 42 Vermeiden Sie Preßatmung

Preßatmung heißt, daß wir an die Leistungsgrenzen unserer Muskulatur herangehen. Preßatmung müssen wir immer dann anwenden, wenn unsere normale Muskulatur den Körper nicht mehr ausreichend stabilisieren kann. Wenn wir zusätzliche Stabilisierung durch den Bauchraum unbedingt nötig haben, dann greifen wir zur Preßatmung. Sie ist also ein Symptom, daß wir eigentlich nahe unserer Leistungsgrenze, nahe der Maximalbelastbarkeit arbeiten. Wie wir jedoch wissen, sollen Lasten und Belastungen verteilt werden, nicht nur räumlich, sondern auch zeitlich. Verteilen Sie also das, was Sie ausschließlich unter Anwendung der Preßatmung leisten können, zeitlich. Leichte Lasten können Sie weiterhin unter Beibehaltung der normalen Atmung heben.

Machen wir es nicht wie der Gewichtheber: Er holt Luft, bläst die Backen auf, und unter hochrotem Kopf stemmt er dann das Gewicht. Auch er benutzt zum Erreichen seiner Leistungsgrenze die Preßatmung. Machen Sie es jedoch besser. Arbeiten Sie so, daß Sie Ihre normale Atmung beibehalten können.

Tip 43 Hängen Sie sich auf

Das ist kein Aufruf zum Selbstmord – »aufhängen« heißt hier, daß man sich in eine entlastende, hängende Haltung bringen soll.

Der Unterschied zwischen Hängen und Stehen ist folgender: Beim Stehen ist unser Fuß der fixe Punkt, und alles, was sich oberhalb des Fußes befindet, muß als Gewicht getragen werden. Auch die Wirbelsäule ist ähnlich aufgebaut, von unten nach oben türmt sich immer mehr Gewicht auf, so daß sie ineinander gestaucht wird. Dies führt dazu, daß im Laufe des Tages die Bandscheibe in sich zusammensinkt, der Saft aus der Bandscheibe herausgepreßt wird und die Wirbelsäule insgesamt kürzer wird.

Das Gegenteil ist der Fall, wenn wir uns zum Beispiel mit den Armen an einem Holm aufhängen. Nun ist der fixierte Punkt unsere Schulter, die über dem Arm an der Stange hängt. Alles, was unterhalb der Schulter folgt, zieht. Somit wird auch die Wirbelsäule nicht mehr wie beim Stehen oder Sitzen gestaucht, sondern in die Länge gezogen.

Die Volksmedizin wußte früher schon, daß man sich bei Schmerzen am besten das Kreuz »aushängt«. Es gibt hierzu viele Möglichkeiten, beispielsweise ein einfacher Türrahmen, an dem man sich mit den Armen festhält und hängen läßt (dies erfordert jedoch eine gewisse Kraftleistung der Hände). Besser ist es, sich zum Beispiel an einem Klettergerüst festzuhalten und auszuhängen. Wiederholen Sie es mehrfach. Versuchen Sie nicht auf einmal, fünf Minuten hängenzubleiben, sondern hängen Sie lieber zehnmal jeweils 20 Sekunden lang locker und ohne Anstrengung (und unter Vermeidung der Preßatmung).

Etwas weniger wirksam, jedoch viel angenehmer ist die sogenannte Schrägliege. Das Prinzip besteht darin, daß man auf einer schrägen, nach unten gerichteten Liege in Kopftieflage liegt. Im Sport haben Sie etwas Ähnliches – mehr oder weniger extreme Schräglage, Füße fixiert – sicher schon einmal beim Rhönradturnen gesehen. Auch hier werden die Füße eingehängt, und wenn das Rhönrad den Menschen auf den Kopf stellt, ist sein Kreuz aufgehängt.

Lassen Sie Ihre Phantasie spielen. Es gibt viele Möglichkeiten, um in eine Schräglage zu kommen. Fixieren Sie zum Beispiel die Füße an irgendeinem festen Haltepunkt und hängen Sie den Kopf nach unten, oder fixieren Sie die Hände, indem Sie sich an einen Holm oder Balken hängen, und lassen Sie den Körper nach unten ziehen. Kurz: Hängen Sie Ihr Kreuz aus!

Tip 44 Dehnen Sie Ihre Muskeln

Jedem Leistungssportler ist diese Regel bekannt. Sicher haben Sie auch schon einmal gesehen, wie vor Fußballspielen die Sportler in gespreizter Stellung dastehen und sich dehnen und räkeln. Die moderne Ausdrucksform hierfür ist »Stretching«. Eine ganze Wissenschaft hat sich um das Stretching gebildet, das mancherorts sicher auch übertrieben wird. Wichtig ist jedoch das Prinzip.

Wenn ich meine Muskeln trainieren will, erreiche ich dies dadurch, daß ich die Muskeln wiederholt anspanne. Ständiges Anspannen ohne Dehnung führt zu einer dauerhaften leichten Verkürzung der Muskeln. Sind es nun zum Beispiel unsere Hüftbeugemuskeln, die wir durch das ständige Gehen und Laufen trainieren, werden diese kräftiger und verkürzen sich. Um mit verkürzten Hüftbeugemuskeln aufrecht stehen zu können, müssen wir dann vermehrt ins Hohlkreuz gehen. Kräftigen wir unsere tiefen Lendenwirbelsäulenmuskeln, so verkürzen sich diese ebenfalls.

Wie bekannt, ist eine gewisse Muldung der Lendenwirbelsäule normal. Die Muskulatur spannt sich also quer über dieser Muldung aus. Was passiert nun, wenn man bei einem Bogen das Seil, das ihn spannt, verkürzt? Der Bogen wird sich stärker krümmen. Genau das passiert auch in unserer Lendenwirbelsäule. Eine leichte Muldung der Lendenwirbelsäule verstärkt sich bei zunehmender Verkürzung der Lendenwirbelsäulenmuskulatur. Wir kommen stärker ins Hohlkreuz.

Grundsätzlich gilt: Jeder Muskel, der gekräftigt wird, muß im gleichen Maße gedehnt werden. Je stärker ich einen Muskel kräftige, um so stärker muß ich für seine Dehnung (Stretching) sorgen.

Entspannen Sie sich – massieren Sie Ihren Rücken

Tip 45

Der Zusammenhang zwischen Streß, Verspannungen, psychischem Druck und Rückenbeschwerden ist inzwischen wohlbekannt. Der Volksmund hat nicht umsonst Redensarten geprägt, die auf den Zusammenhang von Befindlichkeit und Rücken hinweisen: »Er trägt eine schwere Last auf seinen Schultern«, »ist von Sorgen gebeugt«, »trägt sein Kreuz« u. ä.

Nicht immer sind es nur organische Störungen, die unsere Befindlichkeit im Rücken zum Ausdruck bringen. Auch mangelnde Zuwendung und Aufmerksamkeit können Ursachen für unsere »Last im/mit dem Kreuz« sein.

Eine unkomplizierte und liebenswerte Form der Zuwendung ist die *Igel-Massage,* bei der eine Gummirolle den Igel »spielen« soll. Beachten Sie bei der Massage bitte folgende Hinweise: Stets nur die Muskulatur bearbeiten bzw. massieren! Niemals auf Gelenken, Knochen oder Wirbelsäule rollen! Vorsicht bei Krampfadern – betroffene Bereiche nicht massieren!

Partnermassage

Ihr Partner/Ihre Partnerin liegt in entspanntem Zustand auf dem Bauch. Sprechen Sie am Anfang kurz über die Stärke des Drucks und die zu massierenden Körperregionen mit ihm/ihr. Rollen Sie den Igel mit kleinen kreisenden Bewegungen über die Muskelpartien von Schultern und Nacken, Rücken, Armen, Gesäß und Beinen (Abb. 28). Anschließend lassen Sie sich in gleicher Weise verwöhnen.

Fußmassage

Stellen Sie sich ohne Schuhe bzw. barfuß hin oder setzen Sie sich aufrecht auf einen Stuhl. Legen Sie den Igel unter eine Fußsohle. Rollen Sie den Fuß zunächst mit leichtem Druck und kleinen kreisenden Bewegungen über den Igel. Verstärken Sie den Druck, soweit es angenehm ist. (Abb. 29). (Hinweis: Bei sehr kräftigem Druck kann der Igel beschädigt werden.)

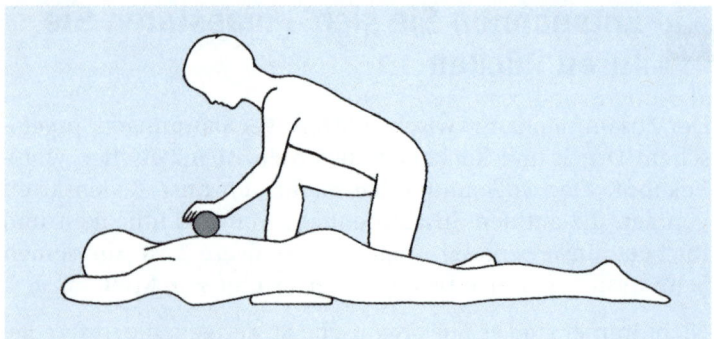

Abb. 28:   Partnermassage

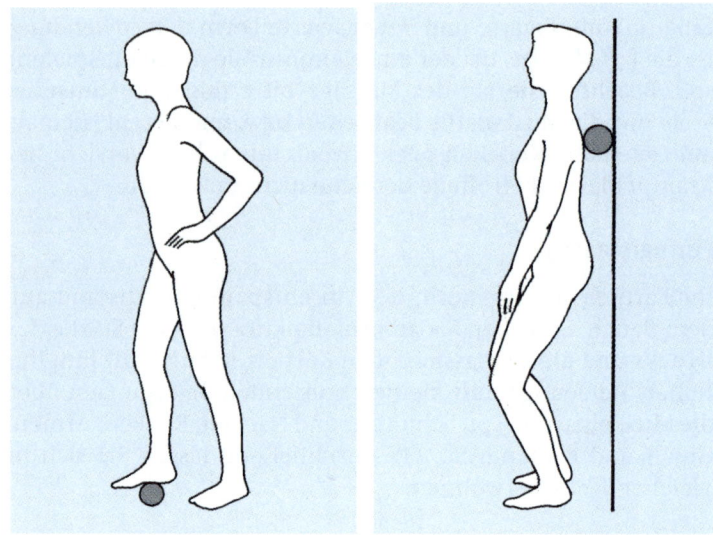

Abb. 29:   Fußmassage   Abb. 30:   Selbstmassage

Selbstmassage

a) Rollen Sie im Sitzen den Igel mit der Hand in kleinen kreisenden Bewegungen unter leichtem Druck über die Muskulatur von Armen und Beinen. b) Stellen Sie sich mit dem Rücken dicht vor eine Wand und klemmen Sie den Igel mit Ihrem Körper fest. Rollen Sie ihn nun durch kleine Körperbewegungen über die Rücken- oder Gesäßmuskulatur. Wählen Sie dabei den Druck so, daß die Wirkung angenehm ist. Steuern Sie Ihre Bewegungen aus den Beinen heraus, und halten Sie den Rücken dabei gerade (Abb. 30).

Tip 46 # Kommen Sie zu sich selbst

Neben all Ihren täglichen Pflichten bleibt immer noch ein Freiraum zum Ausgleich und zur Möglichkeit persönlicher Entfaltung, was Ihrer Psyche und somit auch Ihrem Rücken gut tut. Ganz nach Temperament und körperlichen Möglichkeiten könnten es Tätigkeiten sein wie

- aktiver sportlicher Einsatz in Vereinen oder Joggen allein;
- regelmäßige Saunabesuche oder Schwimmen;
- handwerkliche Hobbys, zum Beispiel Schnitzen, Tischlern, Töpfern, Malen (eventuell in Kursen der Volkshochschule);
- Musizieren bzw. ein Instrument erlernen;
- Ausbau der Kenntnisse in Kunst und Wissenschaften, die außerhalb Ihres Alltags liegen;
- Gesprächskreise mit Gleichgesinnten.

Tip 47 # Aggression gegen andere ist Aggression gegen den eigenen Rücken

Lernen Sie aggressives Verhalten zu vermeiden, müßte die Empfehlung heißen, denn aggressives Verhalten schadet Ihren Muskeln – auch aggressives Verhalten gegen andere. Aggression ist ein aus der frühen Evolution der Menschheitsgeschichte stammendes Verhaltensmuster. Es sollte uns zunächst einmal schützen; aggressives Verhalten richtet sich vor allem gegen Feinde. Dabei wird Adrenalin, das sogenannte Schreckhormon, vermehrt ausgestoßen: Der Pulsschlag beschleunigt sich, der Blutdruck steigt an, die ganze nervale Regulation wird auf Angriff umgestellt. Angriffshaltungen hat jeder schon einmal bei Tieren beobachtet. Besonders Katzen sind dann zum Sprung bereit; sie drücken am sichtbarsten muskuläre Spannung aus.

Was bei der Katze geschieht, geschieht auch bei uns Menschen: Aggressionen führen zu einer vermehrten muskulären Anspannung. Was nun aber in der frühen Menschheitsgeschichte sinnvoll war, ist in der heutigen Zeit weitgehend unsinnig geworden und richtet meistens nur Schaden – auch für unseren Rücken – an. Streitereien werden heute (zumindest sollte es so sein) meist ohne körperliche Gewaltanwendung ausgetragen. Die vermehrte Muskelspannung hat also in diesem Fall ihren Sinn verloren.

Warum Schaden für den Rücken? Vermehrte muskuläre Spannung führt zur vermehrten Belastung des Rückens. Häufig wiederkehrende muskuläre Anspannungen ziehen zunehmend Muskelverhärtungen mit all ihren Folgeerscheinungen nach sich. Die Durchblutung im Muskel wird schlechter, der Nährstofftransport sowie die Sauerstoffzufuhr werden verringert, die Abfallprodukte häufen sich im Muskel an. Der Muskel beginnt zu schmerzen. Seine Funktion wird deutlich eingeschränkt. Die vermehrte muskuläre Spannung führt zu vermehrter Belastung der Nachbargewebe.

Alles in allem ist die Aggression darum eine eher schädliche Reaktion. Bauen Sie also diese Verhaltensweise aus der Steinzeit soweit wie möglich ab.

Tip 48 Nicht bücken – in die Hocke gehen

Das ist einer der fundamentalsten und wichtigsten Ratschläge überhaupt, so einfach und doch im Alltag so schwer umzusetzen. Würden Sie es schaffen, nur diesen einen Ratschlag im Alltag konsequent zu befolgen, könnte Ihr Rücken jeden Tag Weihnachten feiern.

Warum ist Bücken so schädlich? Beim Bücken haben wir zweierlei schädigende Faktoren, die auf den Rücken einwirken. Zum einen wird durch das Bücken der Schwerpunkt nach vorn verlagert. Wie schon erläutert, wird durch die Entfernung des Schwerpunktes von der Körpermitte die Belastung extrem erhöht. Nach den Gesetzen der Mechanik gilt: *Gesamtbelastung = Lastarm × Last*. Das heißt, wenn ich in die Hocke gehe, liegt der Schwerpunkt ungefähr 20 cm vor der Wirbelsäule. Beim Vornüberneigen verlagere ich den Schwerpunkt auf etwa 40 cm und verdoppele so die Belastung. Bei langem Oberkörper wird der Schwerpunkt auf gut 60 cm vorverlagert, die Belastung verdreifacht sich. Das sonst einfach zu hebende Gewicht muß nun mit dreifacher Kraftentfaltung angehoben werden. Dreifache Kraftentfaltung heißt: dreimal stärkere Belastung auf die Bandscheibe. »Völliger Schwachsinn«, werden Sie sagen, und genau das ist es auch. Aber dennoch tun wir es zehn-, zwanzig-, hundertmal am Tag.

Ein zweiter schädigender Faktor verschlimmert das Ganze noch. Wenn wir in die Hocke gehen, bleibt die Wirbelsäule gerade. Neigen wir uns beim Bücken nach vorn, dann macht die Wirbelsäule aber einen Bogen. Beim Bücken wird die Bandscheibe nicht mehr gleichmäßig über den gesamten Querschnitt, sondern nur noch im Bereich der Bandscheibenvorderkante belastet (Abb. 31). Die vermehrt notwendige Muskelkraft, die zur verstärkten Belastung führt, muß nun auch noch auf einer kleinen Fläche getragen werden. Der weiche Gallertkern verlagert sich nach hinten und will durch das hintere Band durchbrechen. Dieses drängt förmlich auf das Rückenmark zu. Viele hundertmal spielen wir so mit dem Schicksal unseres Rückens. Dabei ist er eines unserer wichtigsten Güter für ein schmerzfreies Leben.

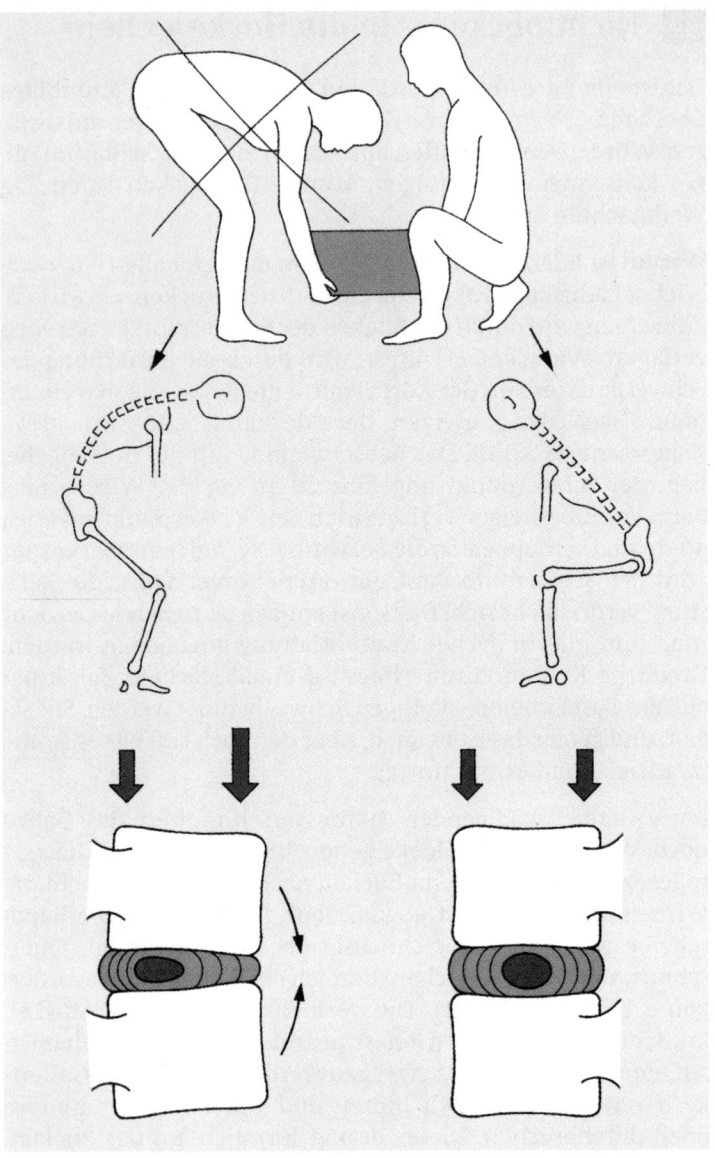

Gehen Sie also in die Hocke! Zählen Sie doch heute einmal, wie oft Sie sich dabei erwischen, daß Sie nicht in die Hocke gehen, sondern sich vornüberneigen. Machen sie ein Spiel mit Ihrem Partner/Ihrer Partnerin, indem Sie sich gegenseitig ermahnen, wenn Sie den andern beim Bücken erwischen. Machen Sie einen Wettkampf daraus: Wer wird am häufigsten beim Bücken erwischt?

Tip 49 Verdrehen Sie sich nicht, wenn Sie Lasten tragen

Das Verdrehen des Oberkörpers gegen den Unterkörper ist an sich schon eine Tortur für die Wirbelsäule. Unsere Wirbelsäule ist aufgebaut, um Lasten der Länge nach zu tragen. Sie vermag Seitwärts-, Vorwärts- und Rückwärtsbeugungen zu erdulden. Geradezu zur Folter wird es jedoch, wenn wir uns wie ein Korkenzieher verdrehen.

Tragen wir eine Last, dann wird der Druck auf die Bandscheibe erhöht. Die zwei benachbarten Wirbelkörper scheinen die Bandscheibe dazwischen fast zu zerquetschen. Und nun kommt auch noch ein Verdrehen des oberen gegen den unteren Wirbelkörper hinzu. Das ist genau das Prinzip, das der Müller früher beim Mahlen des Korns anwendete. Wie zwischen zwei Mühlsteinen wird unsere Bandscheibe zwischen den Wirbelkörpern zerrieben.

Zermahlen Sie Ihre Bandscheibe nicht. Vermeiden Sie Verdrehungen des Oberkörpers beim Tragen von Gegenständen. Drehen Sie den ganzen Körper!

Ein einfaches Beispiel ist die Sekretärin, die ständig Akten aus einem Büroschrank rechts hinter sich auf den Schreibtisch

---

◀ Abb. 31:　Die einseitige Belastung der Bandscheibe beim Bücken sowie die gleichmäßige Bandscheibenbelastung bei gerader Wirbelsäule, wenn Sie in die Hocke gehen (Seitenvergleich).

herunterholen oder zurückstellen muß. Sie sitzt auf einem feststehenden Stuhl und verdreht ständig den Oberkörper, nimmt zwei, drei Aktenordner (Gesamtgewicht zehn Kilogramm), dreht sich zurück und legt die Akten ab. Durch zwei einfache Möglichkeiten wäre dieses Fehlverhalten zu beseitigen: zum einen durch einen Drehstuhl, der das Verdrehen überflüssig macht; zum zweiten durch das etwas mühsamere Aufstehen und Herausholen der Aktenordner. Auf diese Weise vermeidet man die Drehbewegung und erreicht eine wechselrhythmische Belastung der Bandscheibe, was sich wiederum für deren Ernährung günstig auswirkt.

Tip 50 Halten Sie Lasten dicht am Körper

Neben richtigem Gehen und Sitzen ist das richtige Heben und Tragen der Schlüssel zum gesunden Rücken.

Was Ihnen vielleicht im Physikunterricht nicht einleuchtete, spüren Sie jetzt am eigenen Körper: die Hebelgesetze. Vergleichbar mit einem Baukran, der um so weniger Lasten tragen kann, je weiter sie von seinem Mast entfernt sind, können auch Sie Ihrem Rücken um so weniger Last zumuten, je weiter sie von Ihrem Körper weg ist. Halten Sie auch beim Anheben von Gegenständen diese immer nahe am Körper (Abb. 32).

Oder umgekehrt gesagt: Die Belastung für Ihre Wirbelsäule ist um so größer, je weiter eine Last vom Körper entfernt ist. Daher Lasten ganz dicht am Körper tragen! Last, die mit zwei Händen vorn getragen wird, ganz dicht an den Bauch heran! Last, die einseitig getragen wird, nicht mit abgestellten Armen tragen, sondern ganz dicht an der Oberschenkelaußenseite!

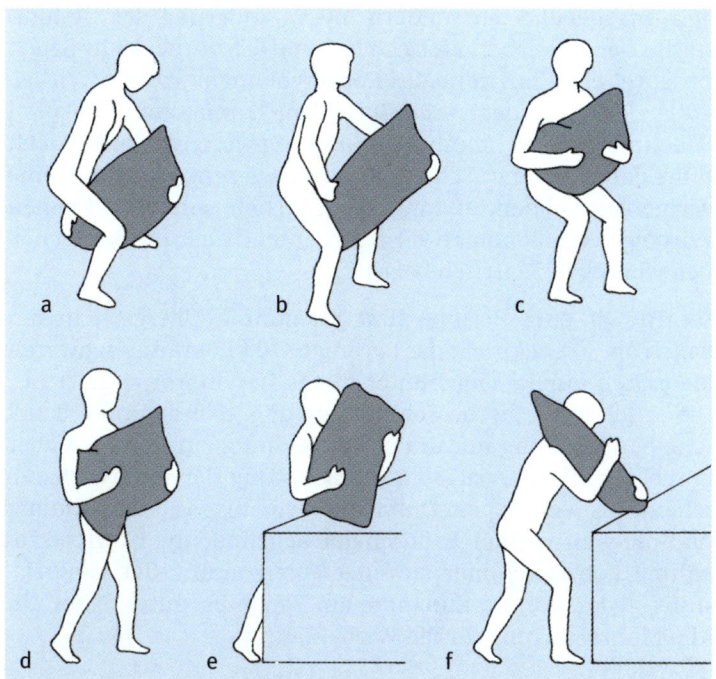

Abb. 32:   Der richtige Umgang beim Tragen und Heben von Lasten.

Tip 51   # Weg mit dem Bauch

Ja, das ist schon ein lästiges Thema. Alle sagen: »Runter mit dem Gewicht!«; dabei ist es doch so schwer. Womöglich haben Sie diesen Ratschlag auch schon einmal vom Internisten oder Hausarzt gehört, der Ihnen zur Senkung des Cholesterinspiegels oder wegen der Gefährdung Ihres Herzens, wegen des hohen Blutdrucks oder ähnlichem zur Gewichtsreduzierung geraten hat. Hohe Blutdruck- oder hohe Fettwerte sind eventuell lebensgefährdend.

Lebensgefährdend sind die Auswirkungen auf den Rücken nicht, sie sind quälend. Es ist weniger das Gewicht, das hier ausschlaggebend ist, sondern die Veränderung der Gesamt-statik. Der Bauch befindet sich bekanntlich vorne. Mehr Bauch bedeutet eine Zunahme des Körpervolumens vor der Wirbel-säule. Meist ist der vergrößerte Bauch mit einer schlaffen Bauchmuskulatur kombiniert. Der schwere, schlaffe Bauch führt daher zu einer Schwerpunktverlagerung, die durch eine vermehrte Lendenmuldung ausgeglichen wird. Die kleinen Wirbelgelenke kommen vermehrt unter Druck; die Bandschei-ben werden exzentrisch belastet.

Setzen wir zum Beispiel fünf Kilogramm Übergewicht am Bauch an, so entspricht das bei einem 70 Kilogramm schweren Menschen einem Vierzehntel seines Gesamtkörpergewichts. Die scheinbar logische Schlußfolgerung, daß auch die Band-scheibenbelastung nur um ein Vierzehntel zunimmt, ist aber falsch. Richtig ist, daß sich die Belastung der unteren Band-scheibe fast verdoppelt. Durch die vermehrte Lendenmuldung und die weit vor der Bandscheibe stattfindende Gewichtszu-nahme kommt es hier zu einer Potenzierung der Fehlbela-stung. Jedes Gramm Zunahme am Bauch bedeutet daher ein Kilo Mehrbelastung für die Wirbelsäule.

Nutzen Sie den Garten für Ihre Wirbelsäule

Hier ist zunächst nicht etwa daran gedacht, daß Sie spezielle Pflanzen, Heilkräuter oder ähnliches im Garten züchten sol-len, sondern daß Sie Schädigungen, die durch die Gartenarbeit auf Ihre Wirbelsäule einwirken, vermeiden. Zunächst ist ja Be-wegung für die Bandscheibe sinnvoll. Dennoch kennt jeder Hobbygärtner nach der ersten Gartenarbeit im Frühjahr hefti-ge abendliche Schmerzen im Kreuz; schon vor dem Weglegen der Harke ist das Aufrichten nur unter schmerzhaftem Dehnen der Lendenwirbelsäule möglich. Mehrere Faktoren wirken hier zusammen: Zum einen ist es die häufige Fehlhaltung. Wir bücken uns häufig und verrichten Arbeiten in vornübergeneig-ter Haltung. Zweitens halten wir diese Stellung meist über län-gere Zeit konstant ein und wechseln sie nicht.

Vermeiden Sie daher das Bücken. Insbesondere beim Unkraut-
jäten und Harken sollten man sich nicht vornüberneigen, sondern das eine Knie um 90 Grad beugen und das andere auf dem
Boden aufsetzen. Hierbei wird der Rücken gerade gehalten
(Abb. 33a und b). Die Gartengeräte wie Harke oder Rechen sollten lange Stiele haben, damit Ihr Rücken aufrecht gehalten
werden kann. Wechseln Sie häufiger die Haltung. Also nicht
zunächst ein ganzes Beet Unkraut jäten, dann das ganze Beet
harken und anschließend rechen, sondern dreiteilen Sie das
Ganze: Jäten Sie zunächst in einem Drittel des Beetes Unkraut,
harken dann dieses Drittel und rechen es anschließend.

Halten Sie trotz des Schwitzens den Rücken wenigstens leicht
bedeckt. Es ist durchaus erlaubt, kurzärmelige Hemden oder
Pullover zu tragen, doch sollte man immer darauf achten, daß
besonders die Lendenwirbelsäulenmuskulatur, die bei der Gartenarbeit die Hauptbelastung trägt, warmgehalten wird. Denn
ein warmer Rücken heißt: gute Durchblutung, gute Nährstoff-
und Sauerstoffanflutung und ausreichender Abtransport von
Abfallstoffen im Körper.

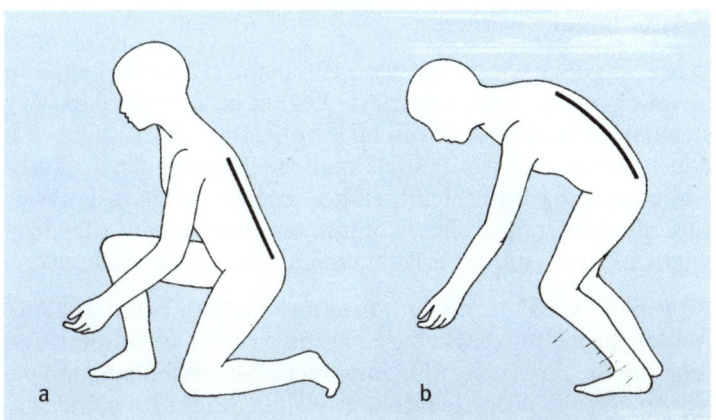

Abb. 33: (a) Richtiges Arbeiten im Garten mit gestreckter Wirbelsäule.
(b) Fehlerhaftes Arbeiten mit verstärkter Wirbelsäulenkrümmung.

Tip 53

Vom gesunden Fuß zum gesunden Rücken

Sorgen Sie dafür, daß Ihre Füße leistungsfähig bleiben. Sorgen Sie dafür, daß Ihre Füße sensibel bleiben.

Was hat das mit dem Rücken zu tun? Nun, Haltung ist etwas, was den ganzen Körper betrifft. Ein stabiles Haus ruht auf einem stabilen Fundament. Stabile Haltung ruht auf stabilen Füßen. Häufig treten wir unser Fundament im wahrsten Sinne des Wortes mit den Füßen. Die Fußsohle zählt mit zu den sensibelsten Regionen des Körpers, neben Gesicht und Händen. Jedes kleine Körnchen auf dem Fußboden können wir tasten, jede Unebenheit und jede Bodenwelle. Jede Lageveränderung kann so auch mit geschlossenen Augen erkannt werden. Selbst die Beschaffenheit des Untergrundes, ob er weich oder hart, körnig, fein oder grob ist, kann der empfindsame Fuß erkennen.

Der Fuß ist es, der unserem Gehirn meldet, wie der nächste Schritt zu tun ist. Wie die Körperhaltung verändert werden muß, um nicht ins Stolpern zu geraten. Von hier kommen die Informationen, die dann zur Steuerung unserer Rückenmuskulatur benutzt werden.

Wie aber gehen wir mit unseren Füßen um? Die Füße gelten so ziemlich als die minderwertigste Region unseres Körpers. Wir stecken sie in zu enge modische Schuhe. Die Schuhsohlen werden hart gewählt, so daß das tägliche Training der Gefühlswahrnehmung unterbleibt. Hohe Absätze belasten den Vorfuß, durch Pfennigabsätze kommt der Fuß aus dem Gleichgewicht; es ist ein ständiges Balancieren, um nicht umzuknicken.

Beginnen Sie daher mit der Rückengesundheit bei Ihrem Fuß. Achten Sie darauf, daß keine zu kräftige Hornhaut ansetzt. Verwöhnen Sie Ihre Füße ruhig mit einem Kernseifenbad, und benutzen Sie einen Hornhauthobel. Halten Sie die Fußsohlen geschmeidig und weich. Laufen Sie häufig barfuß, damit Sie das Gefühl zur Wahrnehmung des Untergrundes nicht verlieren. Barfußgehen trainiert die Gefühlswahrnehmung.

Trainieren Sie Ihre Fußmuskulatur, zum Beispiel durch wiederholtes Aufheben eines Taschentuchs. Machen Sie mal den Bleistifttest: Legen Sie einen Bleistift auf den Fußboden und versuchen Sie, ob Sie den Bleistift mit den Zehen des linken und dann des rechten Fußes aufheben können. Gelingt es Ihnen, dann ist Ihre Zehengreifung noch gut; gelingt es nicht, ist sie schon deutlich eingeschränkt. Legen Sie nun ein Taschentuch auf den Boden und versuchen Sie, das Taschentuch aufzuheben. Gelingt auch dies nicht, so ist Ihre Zehengreifung bereits als sehr schlecht einzustufen. Dann ist es höchste Zeit, Ihre Fußmuskulatur zu trainieren.

Den Computerbildschirm auf Augenhöhe

Der Computer ist aus unserer heutigen Welt nicht mehr wegzudenken. Sei es am Arbeitsplatz, sei es zu Hause als PC, überall begegnet er uns. Aber mit dem Segen kommt auch das Kreuz. Der Bildschirm wird zur Belastung für den Rücken.

Am negativsten wirkt sich ein falscher Arbeitstisch oder eine falsche Bildschirmhöhe auf Ihren Rücken aus. Nacken- oder Lendenwirbelsäulenschmerzen sind die Folgen. In fortgeschrittenen Fällen kommt es zu Verspannungen und Kopfschmerzen.

Was ist zu tun? Zunächst muß darauf geachtet werden, daß die an sich schon für die Augen anstrengende Betrachtung des Computerbildschirms nicht durch Spiegelungen oder Flimmern belastet wird. Ein Flackern oder Flimmern auf dem Bildschirm muß grundsätzlich immer beseitigt werden. Also den Bildschirm nicht zum Fenster hindrehen, sondern vom Fenster wegdrehen. Seitlichen Lichteinfall auf den Bildschirm vermeiden.

Nun zur Einstellung der Bildschirmhöhe. Der Computerbildschirm sollte so positioniert werden, daß sich seine Oberkante in Augenhöhe befindet – eigentlich ganz einfach. Doch wenn

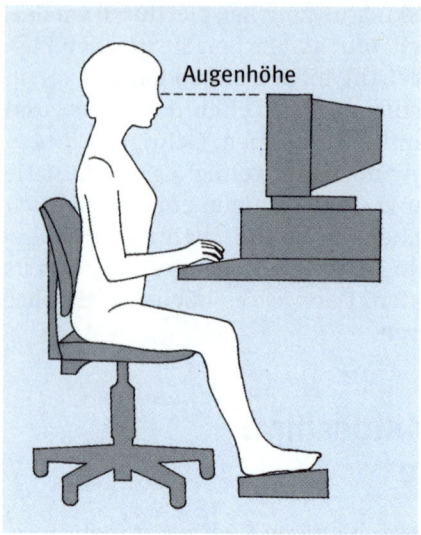

Abb. 34:   Die richtige
Position des Computers:
Die Bildschirmoberkante
ist in Augenhöhe.

man die Oberkante nach oben oder unten um nur 5–7 cm ver-
ändert, kann bereits diese minimale Veränderung durch die
Dauerbeanspruchung zu Nackenmuskelverspannung und
Kopfschmerzen führen. Am besten bitten Sie jemanden, Sie
mit Ihrem Computerbildschirm von der Seite zu betrachten:
Beim Schauen auf den Bildschirm sollte man entspannt auf ei-
nem zweckentsprechenden Stuhl sitzen. Eine Linie von den
Augen zur Bildschirmoberkante sollte waagerecht sein. Den
Kopf möglichst gerade halten. Damit man den Neigungsfehler
nicht schon mit einbaut, sollte der Computerbenutzer kurz die
Augen schließen. Er sollte den Kopf in einer entspannten Posi-
tion halten (Abb. 34).

Bedienen Sie Tastaturen mit aufgelehnten Unterarmen

Groben Schätzungen zufolge ist für knapp 16 Millionen Deutsche der Schreibtisch der Hauptarbeitsplatz. Die Wahrscheinlichkeit, daß auch Sie dazu gehören, ist also groß. Haltungsfehler durch ungeeignete Arbeitsmittel oder durch ungeeignete Arbeitshaltungen am Schreibtisch sind häufig.

Sind auch Sie am Schreibtisch berufstätig? Wenn ja, dann überlegen Sie bitte, ob Sie schon einmal über Schulterverspannungen, Nackenschmerzen oder gar über quälende Kopfschmerzen geklagt haben. Ein Zusammenhang zwischen Schreibtisch und Beschwerden ist hochwahrscheinlich. Eine der häufigsten Ursachen für die genannten Beschwerden ist die monotone Anspannung der Muskulatur des Schultergürtels.

Das Eigengewicht unserer Arme wird uns nur selten bewußt. Meist hängen sie seitlich am Körper herunter, befinden sich also in der Körpermitte. Wenn wir jedoch die Arme gerade ausstrecken und in dieser Stellung zehn Minuten verharren sollen, so werden Sie schon nach wenigen Minuten schmerzhaft ihr Gewicht spüren. Die Muskulatur ist kaum in der Lage, die Arme zehn Minuten in der Horizontalen vom Körper weggestreckt zu halten. Warum? Auch das Gewicht der Arme wiegt um so höher, je weiter sie sich vom Körper weg befinden. Hängen die Arme seitlich herab, so befinden sie sich fast in der Mitte des Körpers. Hebelwirkungen treten nicht auf. Je mehr sie sich der Horizontalen annähern, um so weiter weg liegt der Schwerpunkt der Arme und um so größer wird die Belastung. Die Muskulatur muß stärkere Haltearbeit leisten, das heißt, sie muß sich wesentlich stärker anspannen.

So ist es auch bei Tätigkeiten an der Schreibmaschine oder am Computer. Sind diese Arbeitsgeräte so bemessen, daß der Unterarm und die Hand frei über der Tastatur gehalten werden müssen, so kommt es unweigerlich zu Verspannungen: Nakken- und Kopfschmerzen sind uns gewiß. Fachleute sprechen meist vom Schulter-Arm-Syndrom.

Nehmen wir ein anderes Beispiel. Was tut der Gärtner, um an seinem Obstbaum einen weit ausladenden Ast vorm Abbrechen zu schützen? Er stellt eine Stütze darunter. Die Stütze für Ihren weit ausladenden Arm ist der Arbeitstisch oder der Schreibtisch. Er sollte in der Höhe und der Entfernung so bemessen sein, daß der Unterarm aufgelegt werden kann, und er darf nicht zu hoch sein, damit die Schultern nicht angehoben werden müssen. Der Unterarm sollte in lockerer und entspannter Haltung aufgelegt werden können. Hierbei trägt der Schreibtisch die Belastung Ihres Armes und nicht die Muskulatur Ihres Schultergürtels. Die Muskulatur bleibt entspannt, und die heftig quälenden Schulter-Nacken-Schmerzen mit migräneartigen Kopfschmerzattacken (»Sekretärinnen-Syndrom«) bleiben aus.

Tip 56 Vermeiden Sie ruckhafte Bewegungen

Alles was ruckt, das zerrt – dieser Spruch gilt besonders für den Rücken. Unter ruckhafter Bewegung versteht man die plötzliche Beschleunigung von Masse.

Vom Auto her ist sicher bekannt: Je schneller man das Auto von Null auf Hundert beschleunigen will, um so höhere PS-Zahlen, um so mehr Kraft braucht man. Oder umgekehrt: Je mehr Kraft vorhanden ist, desto schneller kann beschleunigt werden.

Genauso ist es auch mit unserem Rücken. Je schneller eine Bewegung ausgeführt wird, um so mehr Kraft muß die Muskulatur entfalten. Hohe Kraftentfaltung bedeutet zugleich hohe Belastungen. Aber genau diese Maximalbelastung wollen wir ja vermeiden. Denn je schneller und ruckhafter eine Bewegung zustande kommt, um so übler nimmt es uns unser Rücken.

Unser Rücken erleidet über den Tag hinweg viele Rucke wie lauter Peitschenschläge. Morgens beginnt es mit dem ruckhaften Aufstehen, und es geht weiter beim plötzlichen Umdrehen während des Autofahrens und beim plötzlichen Anheben des Limonadenkastens nach dem Einkauf, bis hin zum Hineinplumpsen ins Bett am Abend. Den ganzen Tag sind plötzliche Kraftexplosionen unserer Muskulatur notwendig, erfolgen schmerzhafte Peitschenschläge für unseren Rücken. Dabei ginge es doch auch anders: Rollen Sie sich morgens über die Schulter aus dem Bett, nachdem Sie sich zuvor geräkelt und gestreckt haben. Nehmen Sie Alltagsbewegungen, wie das Umdrehen beim Autofahren, betont gleichmäßig vor. Heben Sie den Limonadenkasten zu zweit gleichmäßig an. Setzen Sie sich abends zunächst aufs Bett und legen Sie sich erst dann hin. Ihr Rücken wird es Ihnen danken.

Tip 57 Keine Leistung, wenn Sie müde sind

Was soll denn das? werden Sie sagen. Wenn ich müde bin, setze ich mich doch sowieso in den Sessel oder lege mich ins Bett. Ist das wirklich so? Überlegen Sie mal: Wann üben Sie Ihren täglichen Freizeitsport aus, zu welcher Tageszeit? Genau, am Nachmittag oder abends, nachdem das Berufsleben vorbei ist und Sie erschöpft vom Büro nach Hause gekommen sind. Wann erledigen Sie noch schnell die Gartenarbeit? Meist auch nach Feierabend. Fast alle nicht direkt mit dem Beruf zusammenhängenden Belastungen werden am Wochenende oder, und das ist das Gefährliche, am Abend ausgeführt. Hierbei kommt es häufig zu körperlichen Beanspruchungen. Diese körperlichen Leistungen fallen aber in eine Phase, in der unser Körper schon erschöpft ist. Durch den Spaß, den uns Freizeitsport oder Ausgleichsbetätigungen bereiten, vergessen wir dies leicht.

Unser Rücken leistet auch Arbeit, ob man nun sitzt, steht oder ob man wechselnde Bewegungen durchführt – er steht morgens mit auf und beginnt seine Arbeit. Er arbeitet ohne Pause. Und am Abend werden von ihm nochmals Leistungsspitzen gefordert, ebenso von der ermüdeten und erschöpften Rücken- und Bauchmuskulatur. Die Belastungsübernahme durch die Muskulatur, der sogenannte Schutz durch das Muskelkorsett, wird schwächer. Wenn jedoch der Schutz durch das Muskelkorsett schwächer wird, ist die Wirbelsäule vermehrt gefährdet; sie muß dann höhere Belastungen übernehmen.

Je müder und erschöpfter Sie sind, je später Sie im Laufe des Tages körperliche Arbeit verrichten, um so mehr wird die Arbeit von Ihrer Wirbelsäule geleistet und um so weniger von Ihrer Muskulatur. Vermeiden Sie daher Leistungsansprüche, wenn Sie müde und erschöpft sind.

Tip 58 Entspannen Sie sich und Ihren Rücken

Jeder Tag verlangt von uns eine körperliche Höchstleistung. Die im Alltag auf uns einwirkenden seelischen und körperlichen Belastungen sowie vielfältigen Streßfaktoren führen zu einer ständigen Anspannung mit folgeschweren körperlichen Reaktionen. Die Muskulatur reagiert auf diese seelisch-körperliche Belastungssituation und verändert sich. Daueranspannungen führen zu Verhärtungen. Folglich kommt es unter anderem zu Rückenbeschwerden, vor allem im Schulter- und Nackenbereich. Dies wiederum bedingt, daß wir aufgrund der Beschwerden noch weiter aus dem Gleichgewicht gebracht werden, womit ein Teufelskreis entsteht.

Wenn Sie sich richtig entspannen können, werden Sie die Alltagsbelastungen besser bewältigen. Das stärkt Ihre Gesundheit, und die Lebensqualität erhöht sich. Wahrscheinlich verbinden Sie mit Entspannungstraining sogleich Maßnahmen wie Yoga oder autogenes Training. Unser Interesse gilt im folgenden aber den ganz einfachen, naheliegenden und schnell in den Alltag zu integrierenden Erholungsmaßnahmen, denen Sie vielleicht früher sogar Bedeutung beigemessen haben, die jedoch in der Hektik Ihres Alltags ganz einfach verlorengegangen sind.

Auch wenn Ihr Alltag noch so hektisch ist, Platz für die Sinne sollte bleiben. Wenn Sie häufiger Freude und Vergnügen über die Sinne erleben, fördern Sie damit nachhaltig Ihr körperliches und seelisches Wohlbefinden. Nehmen Sie sich einfach wieder mehr Zeit für die schönen Dinge des Lebens. Angenehme Gedanken, Zufriedenheit, freudvolle Erlebnisse, Empfindungen Ihrer Sinnesorgane, beispielsweise beim Hören von Musik oder beim Massieren der Haut, aktivieren Ihr »Lustzentrum« und erschließen Ihnen wichtige Quellen des Lebensglücks und der Gesundheit.

Jede freundliche Berührung ist ein Fest für die Sinne der Haut. Vermeiden Sie jedoch zu druckvolle Massagen. Indirekte Massagen über einen Gegenstand wie Massageigel, Tennisball, Holzstäbchen oder direkte Massagen durch Klopfen oder Ausstreichen lockern Anspannungen und Verhärtungen und befreien von Energieblockaden. Alle Körperenergien können wieder gut fließen, und Sie fühlen sich wohl in Ihrem Körper. Entspannungsübungen mittels Massage und mit einem Partner/einer Partnerin sind auch die Grundlage dafür, positive Einstellungen und Verhaltensweisen im Umgang miteinander zu entwickeln.

Erholung für Ihre Ohren ist Musik, die Sie anspricht, ganz speziell vielleicht beruhigende Entspannungsmelodien. Weil sich Ihr Puls mit dem Rhythmus der Musik synchronisiert, beeinflussen solche Klänge Ihr seelisches Wohlbefinden. Finden Sie also heraus, welche Klänge beruhigend, welche stimulierend und welche beflügelnd auf Sie wirken. Lassen Sie sich zur Erholung ganz gefangennehmen von den Klängen.

Die wohl umfassendste Maßnahme, Entspannungsreaktionen zu bewirken, ist Bewegung. Leichte Formen der Bewegung – vor allem in der Natur – stellen eine Erholung für Ihre überreizten Sinne dar. Gehen Sie so häufig wie möglich spazieren. Es ist erwiesen, daß vor allem parkähnliche Landschaften mit Flüssen, Baumgruppen und Wiesen Menschen positiv beeinflussen können und somit alle Sinne wieder in ein harmonisches Gleichgewicht bringen.

Wenn Sie über längere Zeit regelmäßig das oben beschriebene Entspannungstraining befolgen, tragen Sie entscheidend dazu bei, Problem- und Streßsituationen besser bewältigen zu können, da Sie nun Ruhe und Übersicht länger bewahren werden.

Tip 59

Schonen Sie Ihren Rücken durch Wiederbelebung Ihrer Füße

Der folgende Tip will Ihnen helfen, das Verhältnis zu Ihren Füßen neu zu entdecken. Leider konzentrieren wie unsere Aufmerksamkeit bei Rückenbeschwerden vor allem auf unsere oberen Körperregionen. Die Beine und vor allem die Füße geraten dabei mehr und mehr außerhalb unseres Körperbewußtseins, und dennoch baut sich alles auf unseren Füßen auf. Deshalb sollten Sie sich einmal folgende Fragen stellen:

- Spüre ich eigentlich meine Füße?
- Stehe und gehe ich bewußt auf meinen Füßen?
- Pflege und hege ich meine Füße ähnlich wie meine Hände?

Füße sind meist in Strümpfen und Schuhen verborgen und werden weniger intensiv gepflegt. Füße sind eben »unten am Körperende«.

So manche Rückenbeschwerden resultieren aber aus einer physiologischen Fehlbelastung der Füße, hervorgerufen durch mangelnde Bewegungsreize für die Fußmuskulatur und falsches Schuhwerk. Nur wenn Sie »von Grund auf« für harmonische Verhältnisse sorgen, können Sie Probleme in den oberen Regionen (Rücken) verhindern. Sie sollten also Ihre Füße wieder neu entdecken. Versuchen Sie deshalb häufiger »barfuß unterwegs« zu sein. Dabei ist ein weicher Untergrund wie Rasen oder Sand besonders zu empfehlen.

Mit den Füßen greifen, sie strecken und beugen sowie elastisch hüpfen und springen stellen wichtige Reize für die Entwicklung der Fußmuskulatur dar. Auch Ihr Tastsinn, der ja keineswegs auf die Hände begrenzt ist, wird dadurch (an den Füßen) gefördert. Im Gehen tasten sich die Füße vor und erproben den Untergrund. Entsprechend seinen Eigenschaften greifen die Fußsohlen den Boden und geben Gleichgewichtsempfindungen an den Körper weiter, die alle Glieder, den Rumpf und den Kopf zu Ausgleichsbewegungen im dynamischen Gleichgewicht veranlassen. Es entfaltet sich über den Unebenheiten des

Bodens die Einheit von kleinmotorischen Fußbewegungen und großmotorischen Haltungsveränderungen, die wir »greifenden Gang« nennen können.

Wesentlich für eine gute Physiologie der Füße sind fußgerechte Schuhe:

- Der Schuh muß passen. Die Innenlänge des Schuhs muß länger sein als der Fuß. Vor den Zehen braucht der Fuß freien Raum, damit er beim Abrollen nicht gestaucht wird.
- Abdämpfende Sohlen helfen bei hartem Untergrund. Wegen kleiner Unebenheiten und Steinchen auf unserem harten Boden sollten die Sohlen nicht zu dünn sein. Eine weiche Innenpolsterung dämpft die Tritte auf den harten Asphaltwegen. Ein leichtes Fußbett erhöht den Gehkomfort.
- Die Weite muß stimmen. Der Schuh muß am Spann und an der Ferse Halt haben. Ist der Schuh zu weit, rutscht der Fuß in die Zugabe.
- Druckstellen sollten vermieden werden. Gute Schuhe vermeiden Nähte an den besonders empfindlichen Stellen im Fersen- und Zehenbereich.
- Der Fuß braucht im Schuh Halt. Ein Schuh muß trittsicher sein und dem Fuß im Bereich der Gelenke Stabilität und Halt geben.
- Der Schuh sollte aus gutem Leder gearbeitet sein. Wenn Sie viel gehen, beginnen empfindliche Stellen zu brennen. Gutes Leder bei Futter- und Obermaterial reguliert am besten das Fußklima. Leder speichert die Fußfeuchtigkeit und leitet sie nach außen weiter. Wenn sich der Fuß im Lauf eines Tages ausdehnt, dehnt sich das erwärmte Leder mit.

Auch die oft gestellte Frage nach dem Tragen von Turnschuhen soll hier beantwortet werden: Der durchschnittliche Turnschuh ist nicht schlechter als der normale Straßenschuh. Tragen Sie ausschließlich Turnschuhe, sollten Sie wegen der schlechteren »Atmung« täglich die Socken wechseln und vor allem saugfähige Baumwollstrümpfe anziehen.

Im Sommer sollten Sie aber so häufig wie möglich Sandalen tragen. Die warme Jahreszeit ist für die Füße eine Zeit der »Befreiung«, sie können sich dann von ihrem üblichen »Korsett« erholen.

Tip 60 Mozart hilft Ihrem Rücken

Sicher kennen Sie Musik, die aggressiv macht, Musik, die Sie hektisch und angespannt macht, und andererseits Musik, die eher entspannt, Lieder, die man mitträllert, bis hin zu Melodien, die einen träge machen. Die Geschmäcker sind verschieden. Aber sicher sind Ihnen eine ganze Reihe von Musikstükken bekannt, die Sie ruhig stimmen, die Ihr aufgekratztes Nervenkostüm glätten.

Religiöse Sekten benutzen die Macht der Musik, um sich über die Empfindung des Wohlgefühls ganz aus dem hektischen Alltag zu lösen, bis sie sogar, durch Körperbewegung unterstützt, in eine Art Trance verfallen. Auch andere nutzen die Musik, sei es nun ein Supermarkt, der uns durch entspannende Hintergrundmusik dazu bringen will, mehr zu kaufen, sei es der Warteraum beim Zahnarzt, der uns durch angenehme Musik unsere Spannung und Erregung nehmen will.

Seelische Belastung, Hektik und Streß führen zu Muskelverspannungen. Warum sollen diese Muskelverspannungen mit einer Spritze behandelt werden? Versuchen wir doch erst, die uns so normal gewordene hektische und streßreiche Umgebung zu verändern. Am einfachsten gelingt das, wenn Sie in einem ruhigen Moment, meist wohl erst nach Feierabend, sobald der Lärm und die Alltagshektik sich gelegt haben, eine Phase der Entspannung einlegen. Unterstützen Sie diese Phase durch Musik. Stellen Sie selbst eine »Hitliste« zusammen, ruhige, sanfte Musik, von Bach über Beethoven, Mozart und Tschaikowsky bis hin zu Emerson, Lake und Palmer, Madonna, Joan Baez und anderen. Machen Sie sich die Mühe und stellen Sie Ihre eigene Entspannungskassette zusammen. Hören Sie sie jeden Abend eine halbe Stunde lang. Schon nach kurzer Zeit werden Sie Ihre abendliche Entspannungszeremonie nicht mehr missen wollen. Sie werden merken, wie sich bei ungestörtem Anhören der Musik die Entspannung von ganz allein einstellt, wie Ihre Atmung ruhiger wird, Ihre Verkrampfung sich löst. Die muskelentspannende Tablette bleibe heute abend mal weg. Lassen Sie Mozart Ihrem Rücken helfen.

Tip 61 Bürsten Sie sich gesund

Abreibungen und Bürstungen sind seit altersher bekannt. Auch Sebastian Kneipp hat die heilsame Wirkung dieser Maßnahmen im vorigen Jahrhundert (wieder)erkannt und sie in fast alle seine Anwendungen aufgenommen.

Während zur Erreichung vieler Massage- und Drainageeffekte eine Fachausbildung notwendig ist, kann man eine Bürstung relativ unspezifisch und doch hochwirksam einsetzen. Der Effekt der Bürstenmassage ist nicht lokal begrenzt, durch die Nerven wird auch eine Fernwirkung herbeigeführt. So wie der feuchtwarme Wickel auf dem Bauch den Magen beruhigt – obwohl die feuchte Wärme überhaupt nicht im Magen ankommt, sondern der Reiz auf der Haut entsteht und über die Nerven ins Innere geleitet wird –, so werden auch die Reize der Bürstenmassage durch die Nerven in die inneren Organe geleitet.

Es muß nicht gleich die harte, kaum auszuhaltende Wurzelbürste sein, sondern jeder und jede sollte sich selbst nach eigenem Empfinden eine Bürste aussuchen. Hierbei eignen sich auch Massagehandschuhe oder ähnliches. Um die Haut nicht übermäßig zu zerkratzen und aufzureißen, sollte insbesondere bei Kunststoffborsten darauf geachtet werden, daß sie am Ende nicht spitz oder kantig zulaufen, sondern abgerundet sind.

Bei oberflächlichem Bürsten erreicht man die Haut und das Unterhautgewebe. Bei fester, ziehender Bürstung erreicht man auch die darunterliegenden Bindegewebs- und Muskelschichten. Kurze Bürstungen haben auch nur kurze Wirkung. Eine

Bürstung unter fünf Minuten ist daher nicht sinnvoll. Die Bürstungen sollten zwischen zehn und zwanzig Minuten dauern.

Die Bürstung kann trocken oder feucht, eventuell zusätzlich mit ph-neutralen und hautfreundlichen Seifenzusätzen erfolgen. Der Zusatz von Seife bewirkt einen geringeren Kratzeffekt, die Borsten gleiten dann besser über die Hautoberfläche.

Die Bürstung sollte häufig wiederholt werden. Am günstigsten hat es sich erwiesen, eine Bürstenmassage zu Tagesbeginn durchzuführen. Sie hat nämlich auch einen Effekt der Aktivierung, sie stimuliert die Durchblutung in der Muskulatur und setzt gleichzeitig Stoffe frei, die im Körper generalisiert wirksam werden. Diese Stoffe aktivieren und erfrischen eher, so daß eine Bürstung direkt vor dem Schlafengehen nicht sinnvoll ist.

Bezieht man die Arme oder Beine in die Bürstenbehandlung mit ein, so sollte man beachten, daß mit der Massage zunächst körperfern begonnen wird. Man beginnt also am Bein mit dem Fußrücken und der Fußsohle, geht dann über den Knöchel, den Unterschenkel und das Knie zum Oberschenkel. Wenn man es ganz korrekt machen will, führt man die Bürstungen oder Streichungen herzwärts aus. So wird die Flüssigkeit aus dem Bein und aus dem Arm in Richtung Herz massiert.

Wichtiger als die Beachtung dieser vielfältigen Details ist aber, die Bürstung regelmäßig durchzuführen. Viele theoretische Details helfen nichts, wenn sie nicht praktisch angewendet werden. Nehmen Sie sich daher möglichst jeden Morgen zehn Minuten Zeit, um sich mit einer Bürstenmassage zu erfrischen, sich zu aktivieren und um Ihre Muskeldurchblutung anzuregen. Führen Sie sie regelmäßig aus. Sie werden am eigenen Körper die erfrischende Wirkung spüren – lange quälende Rückenschmerzen durch Muskelverspannungen können regelrecht weggebürstet werden. Doch bürsten Sie nicht mit Gewalt und unter Schmerzen, sondern langsam dosiert, und wiederholen Sie es häufig.

Testen Sie Ihr persönliches Risiko

Nachdem wahrscheinlich Rückenschmerzen der Grund dafür waren, daß Sie sich über Möglichkeiten zur Selbsthilfe informieren wollen, wissen Sie sicher noch nicht so genau, welches Maß an Vorbeugung für Sie das richtige ist. Folgende Fragen mögen Sie beschäftigen: Sind meine Rückenbeschwerden eher normal und durchschnittlich? Laufe ich Gefahr, einmal völlig zu verkrüppeln und im Rollstuhl zu enden? Wie groß ist mein Risiko für einen Bandscheibenvorfall – muß ich vielleicht einmal operiert werden? Wie weit wird der Verschleiß in meinem Kreuz noch gehen? Bin ich vielleicht sogar ein Hochrisikopatient? Die folgende Checkliste soll Ihnen dabei helfen, Ihren ganz persönlichen Risikograd zu ermitteln. Bei geringem Risiko besteht auch nur geringer Behandlungsbedarf, wie ab und zu entlastende Maßnahmen, ein bißchen mehr auf sich achten, um die Maximalbelastungen zu vermeiden, und die Rückenschmerzen lassen sich im Zaum halten.

Wenn Sie aber zu den Hochrisikopatienten gehören, werden Sie Ihren Alltag grundlegend umstellen müssen. Dann wird Ihnen nur eine fundamentale Änderung Ihrer Lebensgewohnheiten und Ihrer Rückenbelastungen Erleichterung verschaffen. Nur bei regelmäßiger – fachärztlicher – Behandlung und Entlastung Ihres Rückens werden dann dauerhafte Beschwerden Ihrer Bandscheibe oder Wirbelgelenke vermeidbar sein. Hier ist höchste Gefahr im Verzug. Verschließen Sie daher nicht die Augen vor dem Risiko.

Wie stark ist mein Rücken gefährdet?

Die folgende Liste ist im Fragesystem aufgebaut.
Beantworten Sie jede Frage ehrlich mit ja oder nein.

- Hatten Sie schon einmal Rückenschmerzen? ja nein
- Hatten Sie schon einmal Ischiasschmerzen oder einen Hexenschuß? ja nein
- Hatten Sie schon einmal Nackenkopfschmerzen? ja nein
- Würden Sie sich als leistungsorientierten Menschen bezeichnen? ja nein
- Sitzen Sie mehr als drei Stunden am Tag? ja nein
- Haben Sie derzeit familiäre Probleme? ja nein
- Hatten Sie schon mehr als zwanzigmal Rückenschmerzen? ja nein
- Arbeiten Sie häufig unter Zeitdruck? ja nein
- Hatten Sie schon mehr als zwanzigmal Nackenkopfschmerzen? ja nein
- Sitzen Sie mehr als sechs Stunden am Tag? ja nein
- Spüren Sie häufig ein Steifigkeitsgefühl im Kreuz? ja nein
- Haben Sie ein Hohlkreuz? ja nein
- Haben Sie derzeit berufliche Probleme? ja nein
- Hatten Ihr Vater oder Ihre Mutter starke Wirbelsäulenbeschwerden oder einen Bandscheibenvorfall? ja nein
- Wachen Sie häufig morgens mit Rückenschmerzen auf? ja nein
- Haben Sie Übergewicht (Normalgewicht: Körperlänge in cm minus 100 entspricht dem Körpergewicht in kg)? ja nein
- Fühlen Sie sich beruflich überlastet? ja nein
- Sind Sie sportfaul? ja nein
- Verbeißen Sie sich häufig in Ihre Arbeit? ja nein

- Müssen Sie sich häufig während der Arbeit bücken?   ja   nein
- Haben Sie Partnerschaftsprobleme?   ja   nein
- Müssen Sie bei der Arbeit häufig Ihren Körper verdrehen?   ja   nein
- Haben Sie eine bekannte Beinlängendifferenz und gleichen sie nicht aus?   ja   nein
- Arbeiten Sie häufig in feuchter und kalter Umgebung?   ja   nein
- Haben Sie finanzielle Probleme?   ja   nein
- Müssen Sie häufig Lasten heben oder tragen?   ja   nein
- Fahren Sie täglich mehr als 3 Stunden Auto?   ja   nein
- Hatten Sie schon einmal eine Wirbelsäulenverletzung?   ja   nein
- Schlafen Sie auf dem Bauch?   ja   nein
- Fahren Sie täglich mehr als 6 Stunden Auto?   ja   nein
- Arbeiten Sie häufig unter Streß?   ja   nein
- Haben Sie häufig das Gefühl, Ihr Kreuz bricht ab?   ja   nein
- Behalten Sie Ärger eher für sich selbst?   ja   nein
- Haben Ihre Rückenbeschwerden im Laufe der Jahre zugenommen?   ja   nein
- Machen Sie am Arbeitsplatz einseitige Armbewegungen?   ja   nein
- Gibt es Osteoporose-Erkrankungen (Knochenschwund) in Ihrer Familie?   ja   nein
- Besteht bei Ihnen eine Bandinstabilität im Kniegelenksbereich?   ja   nein
- Ist bei Ihnen eine Nierenfunktionsstörung bekannt?   ja   nein
- Besteht bei Ihnen ein Zwerchfellbruch?   ja   nein
- Leiden Sie unter chronischen Verdauungsstörungen?   ja   nein
- Besteht bei Ihnen eine ein- oder beidseitige Hüftgelenksteilsteife?   ja   nein

- Leiden Sie an einem Bauchwandbruch, oder wurde ein solcher schon einmal operativ behandelt? ja nein
- Leiden Sie unter Asthma bronchiale? ja nein
- Wurde bei Ihnen eine Lungenoperation durchgeführt? ja nein
- Nehmen Sie regelmäßig Cortisonpräparate? ja nein
- Können Sie nicht mehr länger als eine Stunde schmerzfrei sitzen? ja nein
- Bemühen Sie sich, ein »starkes Bild« von sich abzugeben? ja nein
- Arbeiten Sie im Schicht- oder Nachtdienst? ja nein
- Fühlen Sie sich für alles verantwortlich, und stürzen Sie sich auf Herausforderungen? ja nein
- Arbeiten Sie ständig an der Schreibmaschine oder am Computer? ja nein
- Tragen Sie gern knallenge Hosen? ja nein
- Haben Sie eine Gelenkversteifung an den Beinen? ja nein
- Sind Sie im Nacken kälteempfindlich? ja nein
- Tragen Sie häufig Schuhe mit hohen Absätzen? ja nein
- Haben Sie eine Hüftgelenksarthrose? ja nein
- Haben Sie eine Kniegelenksarthrose? ja nein
- Sind Sie im Kreuz kälteempfindlich? ja nein

Auswertung:

Zählen Sie alle Ja-Antworten zusammen. Ordnen Sie dann die Anzahl der mit Ja beantworteten Fragen den folgenden Risikogruppen zu:

I.   Weniger als fünf Ja-Antworten: geringes Risiko für den Rücken
II. Fünf bis zehn Ja-Antworten: mäßiges Risiko
III. Zehn bis fünfzehn Ja-Antworten: Risikopatient/in
IV. Mehr als fünfzehn Ja-Antworten: Hochrisikopatient/in

Risikogruppe I

Zählen Sie zu den Glücklichen, deren Risiko als gering bezeichnet werden kann, so ist eine vorbeugende Denk- und Verhaltensweise anzuraten. Auch Ihr Auto pflegen Sie ja schon, bevor es Schäden hat, um seine Lebensdauer zu verlängern und Schäden abzuwenden. Genauso ist es mit Ihrer Wirbelsäule. Trotz des geringen Risikos sind sinnvolle Verhaltensänderungen empfehlenswert.

Risikogruppe II

Ist Ihr Risiko als mäßig eingestuft, so sind sicher die ersten »Roststellen« an Ihrer Wirbelsäule zu erkennen. Sie sollten jetzt beginnen, Ihr Verhalten schrittweise umzustellen. Insbesondere die Maximalbelastungen müssen Schritt für Schritt beseitigt werden. Tun Sie jetzt nichts, so ist vorherzusehen, daß Sie in den nächsten Jahren in die Risikogruppe III überwechseln werden.

Risikogruppe III

Sind Sie als Risikopatient/in einzustufen, so ist es Zeit, umgehend etwas für Ihre Wirbelsäule zu tun. Sowohl Ihre Alltagsverhaltensweisen als auch Ihre beruflichen Belastungen müssen kritisch von Ihnen überprüft werden. Stellen Sie einen Plan auf, mit welchen Maßnahmen Sie beginnen. Verschieben Sie nichts mehr, denn Sie sind bereits hochgradig von dauerhaften Schäden an Ihrer Wirbelsäule bedroht. Denken Sie daran: Dauerhafte Schäden der Wirbelsäule bedeuten meistens dauerhafte Rückenbeschwerden. Sie dürfen die Änderung Ihrer Verhaltensweisen nicht mehr hinauszögern.

Risikogruppe IV

Hochrisikopatient/in. Nur radikale Änderungen Ihres Lebens-
stils können Ihnen helfen, daß Ihre Zukunft nicht ausschließlich von Rückenschmerzen geprägt wird. Wollen Sie nicht »unter dem Kreuz« Ihres Kreuzes leiden, so ist eine fundamentale
und generelle Änderung der Wirbelsäulenbeanspruchung notwendig. Das muß Ihren gesamten Tagesablauf betreffen. Es beginnt beim Alltagsverhalten morgens vom Aufstehen über
Zähneputzen zum Anziehen. Richtiges Autofahren, richtige
Belastungen am Arbeitsplatz, Reduzierung der Belastungen
am Arbeitsplatz und im Haushalt auf ein Minimum sind nötig.
Ausgleichende, schonende Gymnastik am Abend, regelmäßige
Entlastungsübungen für die Wirbelsäule und konsequentes
Ausnutzen der gesamten – fachärztlichen – Behandlungspalet-
te können den rasanten Verfall Ihrer Wirbelsäule aufhalten.

Tip 62 bis 100

 Dauersitzen im Büro – stehen Sie auf und strecken Sie sich

Am Schreibtisch ist es ähnlich wie beim Autofahren. Ideal ist eine kleine Bewegungspause mindestens alle zwei Stunden, vor allem wenn man tatsächlich ununterbrochen sitzen muß, zum Beispiel am Computerarbeitsplatz. Auch hier gilt natürlich der Grundsatz, daß die optimale Abstimmung zwischen Tisch, Stuhl und Arbeitsgerät sowie der Arbeitsumgebung sehr wichtig ist.

Eine sehr hilfreiche Einrichtung für »Dauersitzer« ist ein – Stehpult. In letzter Zeit werden vom Handel auch Aufsätze für den Schreibtisch angeboten, die eine ideale Möglichkeit darstellen, während der Arbeit zwischen Sitzen und Stehen zu wechseln. Schon allein dieser Wechsel sorgt für eine Entlastung der Bandscheibe.

Wenn Sie zudem noch ein paar einfache Dehn-, Streck- und Kräftigungsübungen wie die folgenden (Abb. 35) durchführen, sind Sie der »Rückenhygiene« ein gewaltiges Stück nähergekommen:

- Nach längeren Arbeitsabschnitten lehnen Sie sich im Stuhl zurück, nehmen die Arme nach oben und räkeln und strecken sich.
- Greifen Sie mit einer Hand unter die Sitzfläche des Stuhles. Mit der anderen Hand umfassen Sie den Kopf und ziehen ihn behutsam zur Seite. Dabei wird die Muskulatur gedehnt.
- Setzen Sie sich aufrecht in den Stuhl, ohne den Rücken anzulehnen. Führen Sie die Schulter nach vorn-oben in Richtung Nase und nach hinten-unten. Wiederholen Sie diese Übungen dreimal.

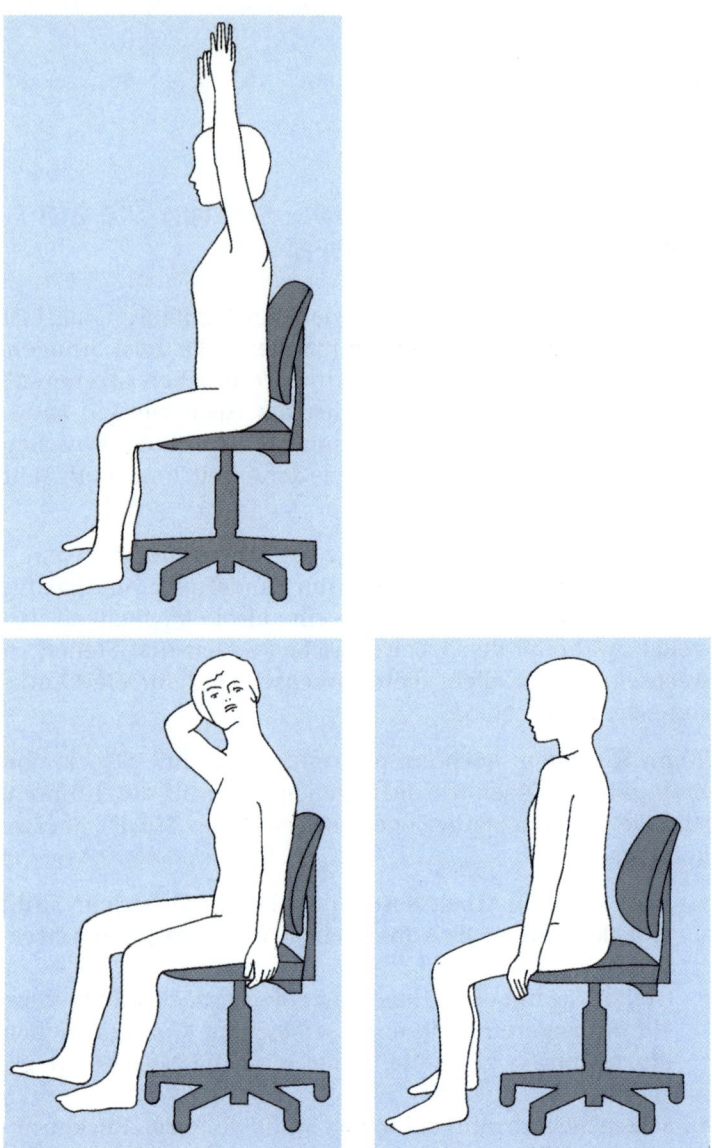

Abb. 35:   Dehn- und Streckübungen

Tip 63 | Lasten heben will gelernt sein

Wie wir inzwischen wissen, stellt gerade das Anheben von Lasten ein erhebliches Problem für den Rücken dar. Im Alltag be-
gegnen uns Lasten in verschiedener Form und mit unterschied-
lichem Gewicht. Relativ häufig müssen wir Lasten anheben, sei
es eine Kiste voller Orangen aus dem Supermarkt, sei es eine
Bier-, eine Limonadenkiste oder ähnliches. Hier kann man viel
falsch machen. Falsch machen heißt: Unser Rücken muß dafür
büßen.

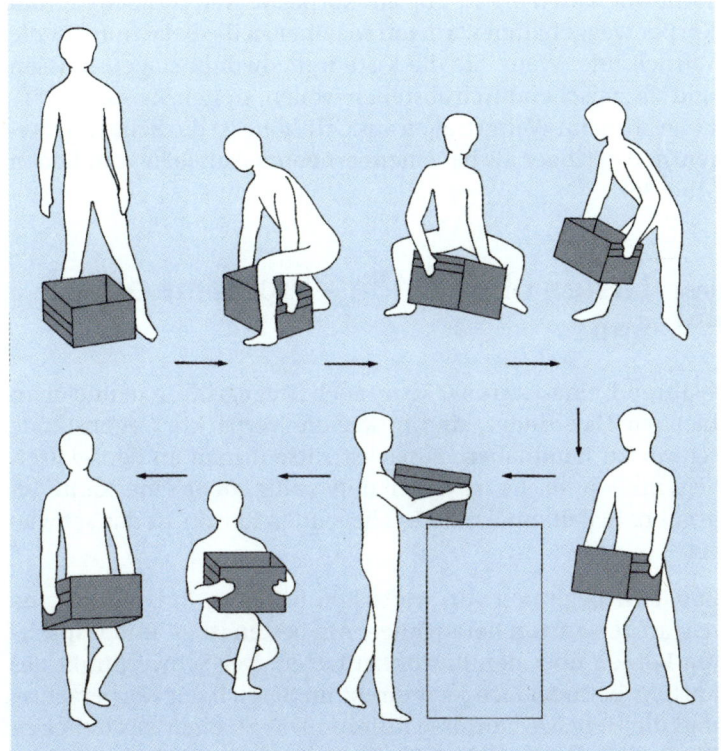

Abb. 36: Der richtige Umgang mit einer Kiste.

Zunächst das Wichtigste: Wollen Sie eine Last anheben, treten Sie direkt über die Last. Hierdurch wird das Gewicht nah am Körper gehalten. Achten Sie darauf, daß Sie sicher stehen. Auf rutschigem Untergrund hebt sich eine Last schlecht. Prüfen Sie kurz das Gewicht, indem Sie, zum Beispiel bei der Getränkekiste, eine Seite anheben. Heben Sie nicht etwa mit einem Ruck, wie der Gewichtheber beim Reißen, die Kiste hoch, sondern gehen Sie zunächst in die Knie und stellen Sie die Kiste auf dem Oberschenkel ab. In der folgenden Phase achten Sie genau darauf, daß Ihr Rücken gerade bleibt. Wenn die Kiste auf dem Oberschenkel ist, verschnaufen Sie kurz und arbeiten dann gleichmäßig weiter. Heben Sie die Kiste nicht ruckartig bis zur Taille an, halten Sie sie eng am Körper. Je weiter die Kiste vom Körper weggehalten wird, um so höher ist die Belastung für die Wirbelsäule. Wenn Sie die Kiste irgendwohin tragen müssen und sie zwischendurch abstellen wollen, stellen Sie sie in Griffhöhe ab. Beim Weitertragen aus Griffhöhe ist die Belastung wesentlich geringer als bei einem erneuten Anheben vom Boden (Abb. 36).

Lasten ohne Griffe – Probleme ohne Ende

Während eine Getränkekiste noch Tragegriffe hat und man hier gut Halt findet, sind in Kartons verpackte Gegenstände schwer zu handhaben. Zunächst rutscht man an den glatten Seitenteilen ab. Es ist daher notwendig, über eine Kante zu greifen. Bei einem am Boden liegenden Karton ist das schwierig.

Zunächst beginnen wir, wie schon bekannt, indem wir ganz nah an den Karton herangehen. Am besten ist es, mit gespreizten Beinen über den Karton zu treten. Der Schwerpunkt des Kartons befindet sich jetzt direkt im Bereich der Körperachse, und die Hebelverhältnisse führen nicht zu einer zusätzlichen Rückenbelastung. Halten Sie Ihren Rücken gerade und gehen Sie in die Knie. Der Karton wird nun gekippt, so daß er auf einer

Kante steht. Jetzt ist es Ihnen möglich, um zwei Ecken herum-
zugreifen und den Karton anzuheben. Nutzen Sie auch hierbei
die Kraft Ihrer Beinmuskulatur. Gehen Sie nicht in einem Ruck
nach oben, sondern setzen Sie den Karton zunächst auf dem
Oberschenkel ab und heben Sie ihn erst dann gleichmäßig ohne Ruck vollständig an. Achten Sie darauf, daß Sie einen Karton
mit ausgestreckten Armen transportieren. Die Spannung der
Schulter- und Nackenmuskulatur wird hierdurch verringert
(Abb. 37).

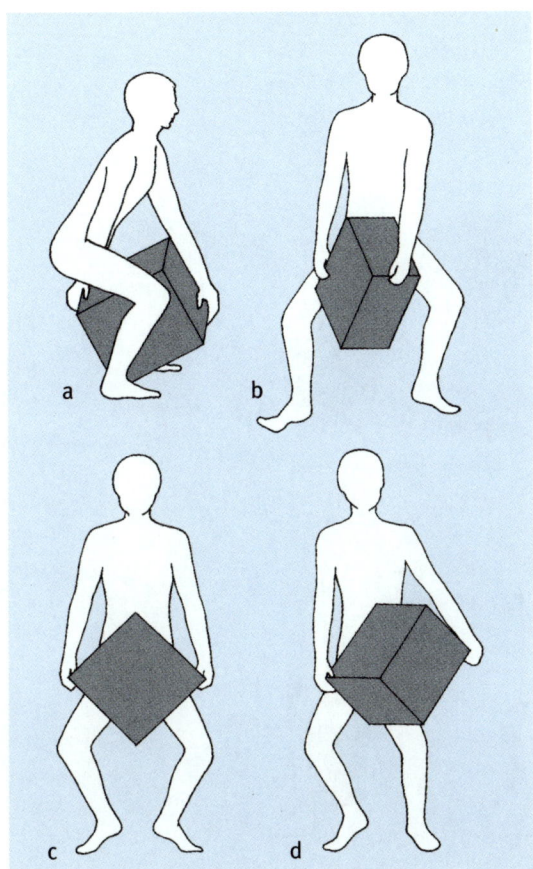

Abb. 37:   Das richtige Heben einer Kiste ohne Griffe (Karton).

Tip 65 **Eimer schleppen, aber richtig**

Im Alltag haben wir häufig mit dem Eimer als Lastgegenstand zu tun. Gerade im Haushalt begegnet uns der mit Wasser gefüllte Putzeimer, der je nach Füllung und Größe zwischen 10 und 15 kg Gewicht »auf die Waage bringt«. Eine falsche Hebe- oder Tragetechnik muß da zu Rückenmuskelüberlastungen führen.

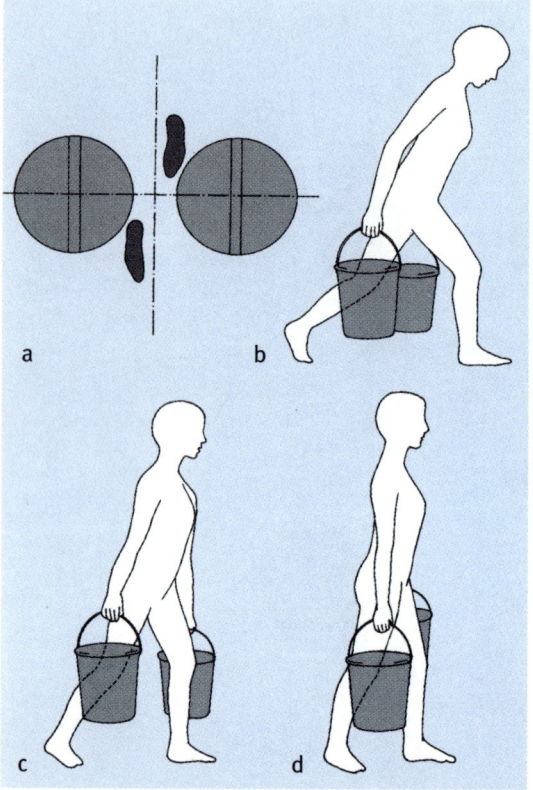

Abb. 38:   Die Schwerpunktverteilung beim Tragen von zwei Eimern.

Prüfen Sie immer zuerst, ob die Flüssigkeit nicht auf zwei kleinere Eimer verteilt werden kann. »Verteile die Last« gilt auch beim Putzeimer. Gehen Sie so nah wie möglich an den am Boden stehenden Eimer heran. Zum Hochheben nicht bücken, sondern den Rücken geradehalten und in die Knie gehen. Die Arbeit wird so auf die Beinmuskulatur übertragen. Beim Anheben ist die Belastung auf die wesentlich stärkeren Muskeln im Bein verlagert, die Rückenmuskulatur wird geschont (Abb. 38).

Also ran an den Eimer, Rücken gerade, in die Knie, mit Hilfe der Beinmuskeln den Eimer anheben!

Nach sportlicher Betätigung: Dehnen tut not

Ein Teil der Rückenbeschwerden resultiert aus einem muskulären Ungleichgewicht (muskuläre Dysbalancen). Wenn durch mangelnde Bewegung oder Haltungskonstanz im Beruf bestimmte Muskelgruppen einseitig belastet werden, kann es passieren, daß Muskeln auf der einen Seite verkürzen und auf der anderen Seite »verkümmern« bzw. abschwächen. Durch dieses Ungleichgewicht kommt es zu Fehlhaltungen. Diese wiederum wirken sich langfristig negativ auf die Bänder, Knochen und Gelenke aus.

Im folgenden möchten wir Ihnen zwei Übungen vorstellen, die Sie regelmäßig durchführen sollten, vor allem nach sportlicher Betätigung wie Laufen, Tennis, Radfahren und nach längeren körperlichen Belastungen. Da bei diesen Sportarten die Muskulatur gekräftigt wird, empfiehlt sich im Anschluß eine Dehnung, um die Muskulatur geschmeidig zu machen und im Gleichgewicht zu halten.

Dehnung der Wadenmuskulatur

Stützen Sie sich an einer Wand ab, in Schrittstellung (beide Fußspitzen sollten nach vorn zeigen), beugen Sie das vordere Knie, bis die Dehnung im Unterschenkel (Wade) zu spüren ist (Abb. 39).

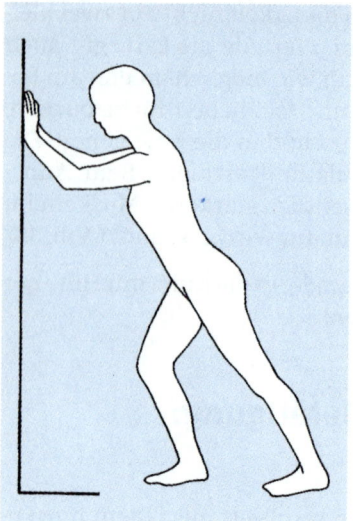

Abb. 39:   Dehnung der Wadenmuskulatur.

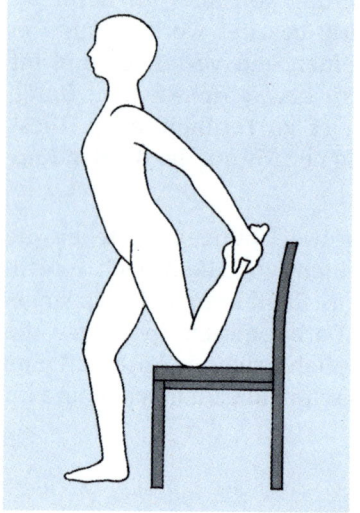

Abb. 40:   Dehnung der vorderen Oberschenkelmuskulatur.

Dehnung der vorderen Oberschenkelmuskulatur

Stellen Sie ein Knie auf einen Stuhl (oder lassen es frei nach unten hängen), umfassen Sie den Fußrücken und ziehen Sie den Unterschenkel an das Gesäß heran. Sie spüren die Dehnung nun an der Vorderseite der Oberschenkel (Abb. 40).

Denken Sie also daran, egal ob im Beruf (z. B. nach langem Stehen am Arbeitsplatz) oder beim Sport (z. B. nach Jogging oder Tennis): Dehnen Sie behutsam immer die Muskeln, die Sie besonders strapaziert haben.

Tip 67 | Meiden Sie Rennradlenker

Radfahren ist an sich eine optimale Bewegungstherapie. Nur beim Radfahren sind die Beine von der Last des Körpergewichts befreit. Das Körpergewicht ruht nun überwiegend auf dem Rumpf und zum Teil auf den Armen. Es wird über Sattel und Lenker übertragen. Radfahren ist somit neben Schwimmen eine der besten Möglichkeiten, um die Gelenke des Beines und des Fußes belastungsfrei zu bewegen. Auch mit Verschleißerscheinungen des Hüft- oder Kniegelenks sowie der Sprunggelenke kann man diese Bewegungstherapie noch ausüben.

Heute heißt es ja eigentlich nicht mehr Radfahren, sondern »Biking« oder »Trekking«. Die Technik der Räder sowie die Materialausstattung wird immer weiter perfektioniert – ein Eddy Merckx hätte sich wahrscheinlich glücklich geschätzt, wenn er zu seiner Zeit als Radprofi die Ausrüstung der heutigen Hobby- und Freizeitradler/innen zur Verfügung gehabt hätte.

Die schnellen Fahrräder sind allerdings so konstruiert, daß der Körper dem Fahrtwind möglichst wenig Widerstand entgegensetzt; der Lenker ist deshalb weit herabgezogen. Durch diese für den Rennsport entwickelte Aerodynamik wird unsere Wirbelsäule jedoch nicht ent-, sondern belastet. Um geradeaus zu blicken, muß der Kopf in den Nacken gelegt werden. Die Halsmuldung muß extrem verstärkt werden. Im Bereich der Brust- und Lendenwirbelsäule müssen wir einen Rundrücken ma-

chen, einen regelrechten Buckel, um kräftig in die Pedale treten zu können. Bei längerer Benutzung eines tiefen Rennlenkers sind anschließende Nacken- und Rückenbeschwerden keine Seltenheit.

Der Freizeitradler sollte darauf achten, daß er beim Fahren den
Oberkörper möglichst aufrecht halten kann, das heißt die
Lenkstange muß deutlich höher sein als der Sattel. Der Kopf
muß geradeaus blicken können, ohne daß man den Kopf in
den Nacken legen muß (Abb. 41).

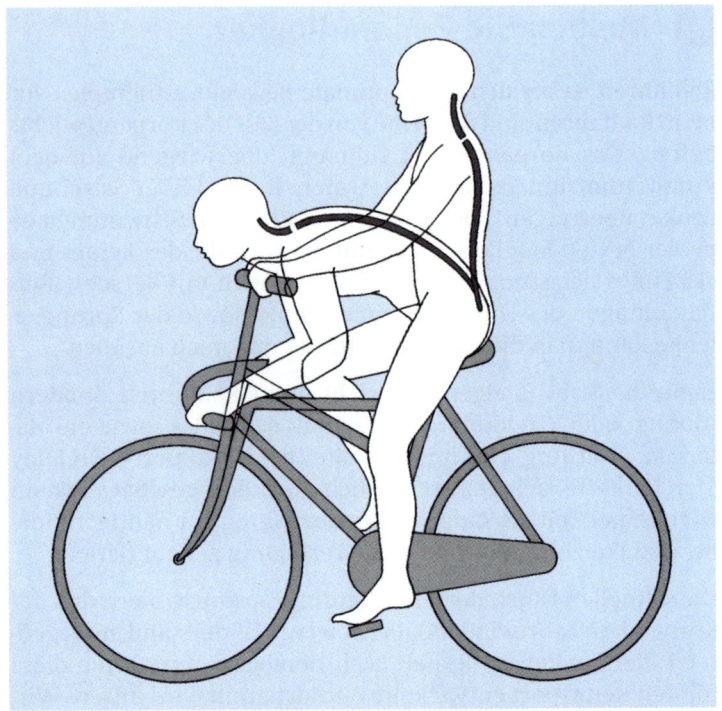

Abb. 41: Die Auswirkung des tiefen Rennlenkers und einer hohen
Lenkstange auf die Wirbelsäule.

Bei Beachtung dieser Lenker- und Satteleinstellung und wenn die Wirbelsäule gerade gehalten wird, ist durch das wechselnde Links-rechts-Treten und das Kippen und Schaukeln des Beckens das Fahrradfahren fast ideal geeignet, dank der wechselrhythmischen Belastung eine gute Durchsaftung (Ernährung) der Bandscheiben herbeizuführen.

Tip 68 Brustschwimmen geht ins Kreuz

Schwimmen zählt zu den idealen Möglichkeiten der Behandlung fast aller Verschleißerkrankungen des Bewegungsapparates. Durch den Auftrieb des Wassers werden sämtliche Gelenke der Schwimmenden entlastet. Die großen und kleinen Körpergelenke wie die Wirbelsäule können ohne Druckbelastung bewegt werden. Der Knorpelüberzug in allen Gelenken ist entlastet, und die Ernährung des Knorpels durch Bewegung ohne Belastung ist optimiert.

Schlecht ist jedoch die am weitesten verbreitete Schwimmart, das Brustschwimmen. Am schlimmsten sind hier die Damen betroffen, die ihre Frisur trocken halten wollen. Der Kopf wird regelrecht aus dem Wasser herausgestreckt. Durch die verkrampfte Überstreckung des Kopfes kommt es zu erheblichen muskulären Verspannungen im Hals- und Schulterbereich.

Beim Delphinschwimmen kommt es zu außergewöhnlich starken Hohl- und Rundrückenhaltungen. Zwar erfolgt ein ständiger Wechsel zwischen Hohl- und Rundrücken, doch eignet sich das Delphinschwimmen wegen der extremen Aufbiegung der Wirbelsäule und der hohen muskulären Beanspruchung nicht für Rückengeplagte.

Rückenschwimmen ist die empfehlenswerteste Schwimmart. Beim Rückenschwimmen liegt die Wirbelsäule entspannt im Wasser. Sie ist leicht nach hinten durchgebogen, und der Kopf wird gering nach vorn geneigt. Durch die eingenommene Hüftbeugestellung wird die Lendenwirbelsäule in eine Entlastungsposition gebracht. Die Entlastung durch den Wasserauftrieb

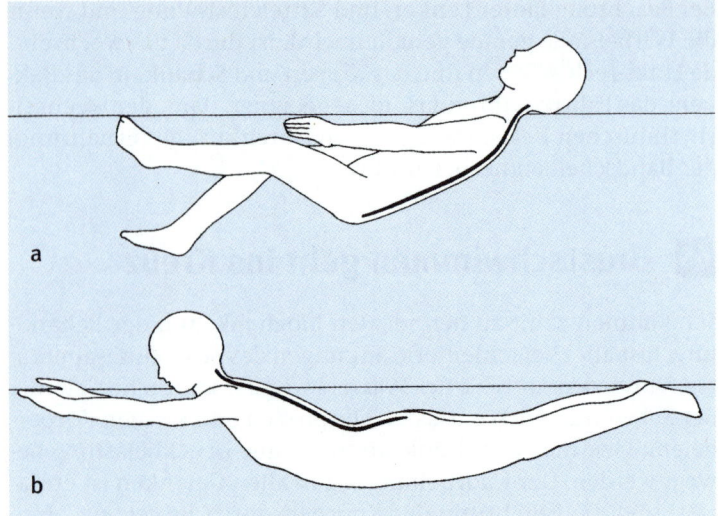

Abb. 42:   (a) Beim Rückenschwimmen ist die Wirbelsäule gestreckt.
(b) Vermehrte Hals- und Lendenwirbelsäulenkrümmung beim Brustschwimmen.

und die Entlastungshaltung durch die Hüftbeugung sind ideal
für die streßgeplagte Bandscheibe (Abb. 42 a und b).

Tip 69 Die Kleidung, unsere zweite Haut

Auch die Auswahl unserer zweiten Haut, der Kleidung, die wir
tragen, verdient besondere Beachtung. Hierbei sorgen das Ma-
terial, der leichte, lockere Sitz, ja sogar die Farbe für unser
Wohlbefinden.

Besonderes Augenmerk sollten Sie auf Ihre Schuhe richten,
denn sie sind das Fundament für Ihren gesamten Bewegungsapparat. Wenn möglich, wechseln Sie die Schuhe mehrmals
täglich. Leichte Fußbettsandalen, weiche Lederschuhe und täg-
liches Barfußlaufen sind eine Wohltat für Ihre Füße und loh-
nen es Ihnen mit besserer Durchblutung und damit verbunde-
ner Entstauung der gesamten Wirbelsäule.

Tip 70 Atmen Sie tief und ruhig ein und aus

Was hat Atmen mit dem Rücken zu tun? Es besteht eine dreifache Verbindung. Der Rhythmus und die Geschwindigkeit unseres Atmens wird direkt zum Unterbewußtsein rückgekoppelt. Unser Wachheitsgrad, unsere Aufmerksamkeit werden hiervon beeinflußt. Auch umgekehrt führen Streß und Angst zur Beeinflussung der Atmung. Jeder kennt das gehetzte Atmen bei Angst oder hoher Spannung, man atmet schneller und flacher. So wie unser seelischer Zustand die Atmung beeinflußt, kann unsere Atmung den seelischen Zustand beeinflussen. In Phasen großer Anspannung erinnern Sie sich für eine Minute ganz bewußt daran, die von außen einströmende Hektik und den Streß abzuschalten und sich ganz auf Ihre Atmung zu konzentrieren. Vertiefen Sie Ihre Atemzüge von Mal zu Mal und verlangsamen Sie Ihren Atemrhythmus.

Die enge Verknüpfung unseres Gehirns über die Nerven mit unseren Organen und die direkte Rückmeldung des Sauerstoffgehalts verändern auch den Spannungsgrad unserer Muskulatur. Erwiesenermaßen führen seelische Spannungen auch zu vermehrter muskulärer Spannung und damit zur Belastung des Rückens.

Über eine Beruhigung unserer Atmung, über ihre bewußte Vertiefung und Verlangsamung können psychische und emotionale Spannungen abgebaut und die muskuläre Spannung direkt reduziert werden. Erinnern Sie sich also bei Streß: Tief und ruhig ein- und ausatmen!

Tip 71 Joggen Sie Ihren Rücken gesund

Leichter Trab und Joggen führen zu einer ständig federnden Belastung unserer Wirbelsäule. Dieses Federn kann von erheblichem Nutzen, leider aber auch von erheblichem Schaden sein. Viele Kleinigkeiten können den Entschluß zum Joggen zur Tortur für unseren Rücken machen.

Zunächst gilt auch hier, wie bei fast allem: Nicht übertreiben. Beim Joggen sollte man nicht der oder die Beste sein wollen und sich nicht selbst durch Zeitmessungen oder ständige Verlängerung der Distanz unter Leistungsdruck stellen.

Betreiben Sie es sowohl seelisch wie vom Bewegungsablauf her locker. Wärmen Sie sich zuvor gut auf. Eine nicht vorbereitete Muskulatur reagiert leicht mit Zerrungen und Verspannungen.

Bei hartem Springen übertragen sich die einzelnen Schritte als Erschütterungen auf die Wirbelsäule. Beim Joggen haben wir nun ein rhythmisches, vielfach wiederholtes kleines Springen. Die Stauchungen auf die Wirbelsäule müssen darum so gering wie möglich gehalten werden. Es sollte darauf geachtet werden, daß der Untergrund möglichst weich ist. Am geeignetsten sind Wald- und Feldwege. Ungeeignet ist Asphalt, da dieser überhaupt keine Federung besitzt.

Achten Sie auf die Sohlen Ihrer Laufschuhe, sie müssen weich und dämpfend sein. Jeder Schritt muß wie von einem Stoßdämpfer abgefedert werden. Trampeln Sie nicht durch den Wald, sondern laufen sie bei jedem Schritt weich federnd wie eine Katze.

Wird Joggen richtig betrieben, so wird durch das rhythmische Laufen die Muskulatur gekräftigt. Die Bandscheiben werden rhythmisch durchmassiert und durchgewalkt, der Stoffaustausch in der Bandscheibe wird aktiviert. Es ist ein regelrechter Erholungsurlaub für den Rücken.

Übertreiben Sie jedoch nicht, zwei- bis dreimal wöchentlich jeweils dreißig Minuten unter Kontrolle Ihres Pulses sind ausreichend. Finden Sie Ihren ganz persönlichen Rhythmus und Ihre ganz persönliche Geschwindigkeit, und lassen Sie sich von keinem anderen Jogger zu schnellerem oder längerem Laufen drängen.

Tip 72 Suchen Sie den Genuß

Sie haben richtig gehört. Hier wird dazu aufgerufen, sich selbst etwas Gutes zu tun – nicht ständig nur nach Vorschriften und Regeln zu leben, sondern genießerisch zu werden. Genießen kann man vielerlei: frische Waldluft oder die Landschaft, eine entspannte Atmosphäre abends zu Hause, Geselligkeit unter Freundinnen und Freunden oder Entspannung beim Malen, das Hören von Musik, ein gutes Gläschen Wein am Abend, das Kegeln mit Freunden oder das Gespräch mit dem Partner. Suchen Sie den Genuß, was Ihnen gefällt, üben Sie sich im Genießen.

Was hat das alles mit Ihrem Rücken zu tun? Unser Leben wird, bewußt oder unbewußt, fast ausschließlich durch äußere Zwänge gelenkt und geführt. Unsere Bahnen sind durch Vorschriften eng abgesteckt, Ausbrechen ist kaum möglich. Mehr, als wir es selbst wahrhaben wollen, mehr, als uns bewußt ist, bestimmen andere, die Gesellschaft, unser soziales Umfeld, unser Tun und Handeln. Platz für eigene Entfaltung bleibt da oft kaum noch.

Das Sich-Einzwängen in Regeln und Normen, die vielen Verbote um uns herum führen zu einer Einengung der Persönlichkeit. Im Genießen liegt ein Stück Selbstentfaltung. Und genau das brauchen wir, um seelische Spannungen abzubauen. Seelische Spannungen, Ängste und Aggressionen können durch Genießen abgebaut werden, sie können förmlich neutralisiert werden. Alle uns so gut bekannten seelischen Verspannungen führen aber auch zu Verspannungen unseres Muskelsystems. Die muskulären Leistungsmöglichkeiten werden reduziert, die Durchblutung verschlechtert sich. Das Genießen führt zum seelischen Ausgleich, führt zur Entkrampfung unserer Seele und zur Entkrampfung unserer Muskulatur. Indirekt wirkt sich somit die Genußfähigkeit auf unsere Rückenbelastung aus. Daher der Aufruf: Üben Sie Ihre Genußfähigkeit, suchen Sie den Genuß, werden Sie Genießer/in!

Tip 73 **Weg mit abgelaufenen Schuhen**

Abgelaufene Schuhe haben eine doppelt negative Auswirkung auf unsere Wirbelsäule: Der erste Effekt sind leichte Gangvariationen, die zur einseitigen Abnutzung der Sohle führen. Häufig sieht man es am Absatz, wenn man ihn von hinten betrachtet: Er ist innen oder außen stärker abgelaufen. Solch einseitiges Ablaufen der Sohlen führt zu einer Verstärkung der Fußfehlhaltung. Der Fuß kippt zunehmend. Die Aufsetzphase des Fußes wird instabil. Die Anforderungen an die Muskulatur zum Ausbalancieren der Instabilität werden höher. Die vermehrte Instabilität verursacht eine unbewußte Unsicherheit, die durch vermehrte muskuläre Anspannung ausgeglichen werden muß.

Die Haltung unseres Fußes beeinflußt jedoch die gesamte Körperstatik. Fehlhaltungen des Fußes können also zu Fehlhaltungen im gesamten Körperbereich bis hin zur Wirbelsäule führen.

Der zweite Effekt von abgelaufenen Schuhen ist die fehlende Dämpfung. Eine gute Sohle dämpft den Schritt, das Aufsetzen der Ferse wird weich und rund. Das laute Trampeln des militärischen Schrittes ist das wirbelsäulenschädigendste Gehen überhaupt. Weiches, abrollendes Gehen schont den Rücken. Je mehr sich die Sohlen abwetzen, um so geringer wird die Dämpfung des Schrittes und um so stärker ist die Erschütterung für die Wirbelsäule. Daher: Weg mit den abgelaufenen Schuhen, tragen Sie nur Schuhe mit neuer, weicher Sohle.

Mit dem Auto unterwegs – eine aktive Pause

Hier empfehlen wir zwei Maßnahmen: Den richtigen Autositz mit einer Lendenstütze (Lordosestütze; vgl. Tip 11) sowie das entsprechende Verhalten beim Fahren.

Über den »richtigen« Autositz gibt es inzwischen so viele Meinungen wie Vorstellungen über den »richtigen« Stuhl. Wichtig ist eine gute Abstützung, besonders im Lendenbereich. Falls Ihr Autositz keine Lendenstütze hat, empfehlen wir ein Kissen, das Sie an der Lendenwirbelsäule plazieren, um so eine bessere Sitzhaltung zu erreichen.

Andererseits nützt der beste Sitz wenig, wenn man nicht richtig damit umgeht. Damit wären wir wieder beim Verhalten.

Wir wissen, daß es bei längeren Autofahrten sinnvoll ist, alle zwei Stunden eine kleine Bewegungspause einzulegen. Tun Sie das? Wenn nein, warum nicht? Sind es wirklich wichtige Gründe oder eher Bequemlichkeit oder Vergeßlichkeit? Planen Sie diese Viertelstunde zumindest bei Urlaubs- oder Wochenendfahrten immer mit ein, damit die Reise in die Erholung nicht zum Streß für den Rücken wird.

Die Pause für den Rücken sollte natürlich nicht darin bestehen, daß Sie vom Auto in die Raststätte gehen, um dort wieder zu sitzen. Viel besser ist es, folgende einfache Übungen einzulegen, Muskeln und Rücken werden es Ihnen danken:

- Räkeln, strecken: aussteigen, räkeln, strecken, Arme in die Luft strecken und tief durchatmen.
- Schulterkreisen: leichte Grätschstellung, mit der Schulter vorwärts und rückwärts kreisen (je zehnmal), dann die Arme locker ausschütteln (Abb. 43 a).
- Beugen des Oberkörpers: leichte Grätschstellung, Knie etwas beugen und den Oberkörper nach unten beugen (Rücken rund machen), dabei ausatmen, langsam aufrichten und strecken, tief einatmen (Abb. 43 b).

145

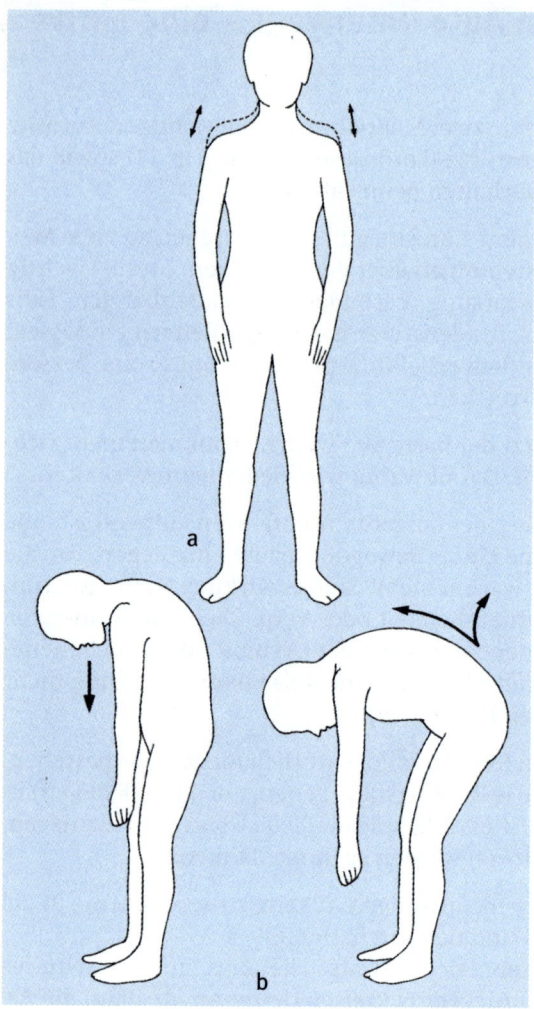

Abb. 43:   (a) Schulterkreisen; (b) Beugen des Oberkörpers und anschließend langsam aufrichten.

- Dehnung der Schulter- und Brustmuskulatur: Grätschstand seitlich am Auto, Arme gestreckt, Hände auf dem Dach, Oberkörper nach unten drücken (Rücken und Kopf bleiben gerade), Dehnung der Schulter- und Brustmuskulatur (ungefähr 10 Sekunden halten; Abb. 44 a).
- Dehnung der vorderen Oberschenkelmuskulatur: mit einer Hand am Auto abstützen, die andere Hand umfaßt den Fuß und zieht die Ferse ans Gesäß, Dehnung der vorderen Oberschenkelmuskulatur (ungefähr 10 Sekunden halten), Wechsel; darauf achten, daß Sie nicht ins Hohlkreuz ausweichen (Abb. 44 b).
- Dehnung der hinteren Oberschenkelmuskulatur: hinter dem Auto einen Fuß mit der Ferse auf die Stoßstange legen, Bein gestreckt halten, Oberkörper mit geradem Rücken auf das gestreckte Bein vorbeugen, bis Sie die Dehnung in der rückwärtigen Oberschenkelmuskulatur spüren (ungefähr 10 Sekunden halten), Wechsel (Abb. 44 c).

Wenn Sie das Auto nicht verlassen können, lassen sich die folgenden Tips auch an der Ampel oder im Stau leicht umsetzen:

- Schultern und Nacken: im Sitz räkeln, Hände ungefähr 3–6 Sekunden fest gegen das Autodach drücken, anschließend lösen und tief durchatmen (Abb. 45 a).
- Brust- und Armmuskulatur: Lenkrad mit beiden Händen umfassen, 3–6 Sekunden zusammendrücken (Arme leicht gebeugt) und die Kräftigung spüren, Arme hängen lassen und die Entspannung wahrnehmen (Abb. 45 b).
- Beine und Rumpf: Füße auf den Boden stellen und fest nach unten drücken, dabei Gesäß- und Bauchmuskulatur anspannen, 3–6 Sekunden halten und wieder lösen (Abb. 45 c).
- Rücken und Schultern: Hände von der Seite an die Kopfstütze legen und 3–6 Sekunden zusammendrücken (Ellbogen zeigen schräg nach vorn), lösen und entspannen (Abb. 46 a).
- Arme und Schultern: eine Hand so hinter den Kopf legen, daß der Ellbogen nach oben zeigt, diesen mit der anderen Hand umfassen und behutsam zur Seite ziehen, Dehnung ungefähr 6–8 Sekunden halten, lösen und zur anderen Seite wechseln (Abb. 46 b).

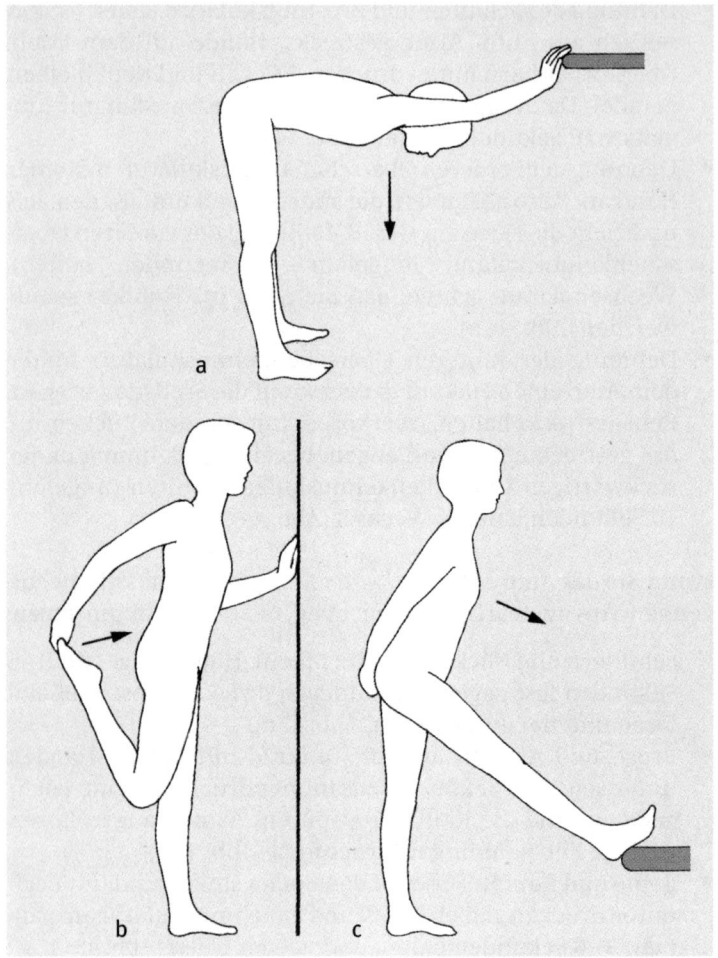

Abb. 44: (a) Dehnung der Schulter- und Brustmuskulatur; (b) Dehnung der vorderen Oberschenkelmuskulatur; (c) Dehnung der hinteren Oberschenkelmuskulatur.

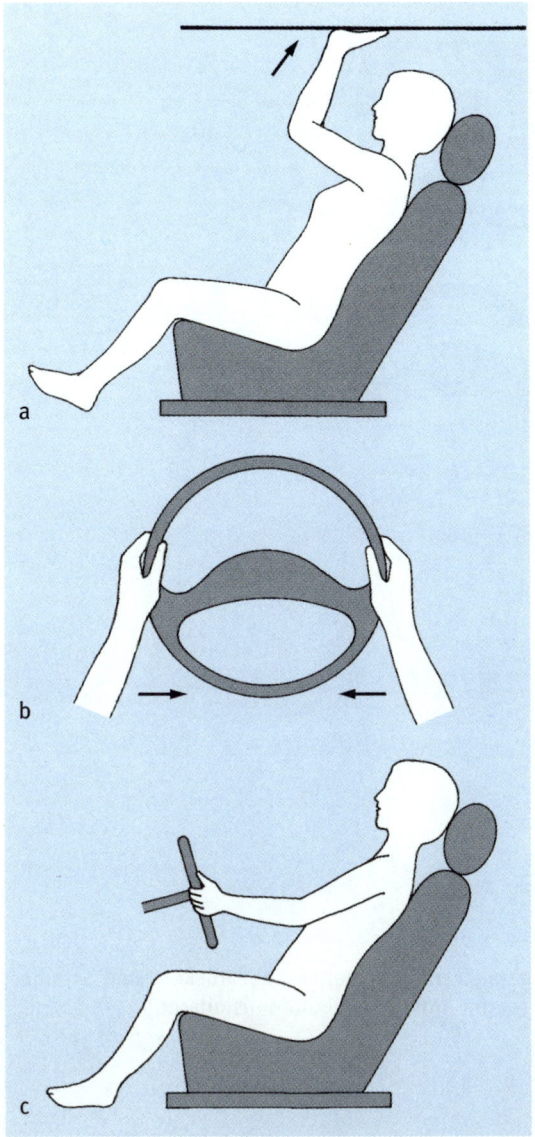

Abb. 45: (a) Räkeln und Hände fest gegen das Autodach drücken; (b) Brust- und Armmuskulatur an- und entspannen; (c) Beine- und Rumpfmuskulatur anspannen und lösen.

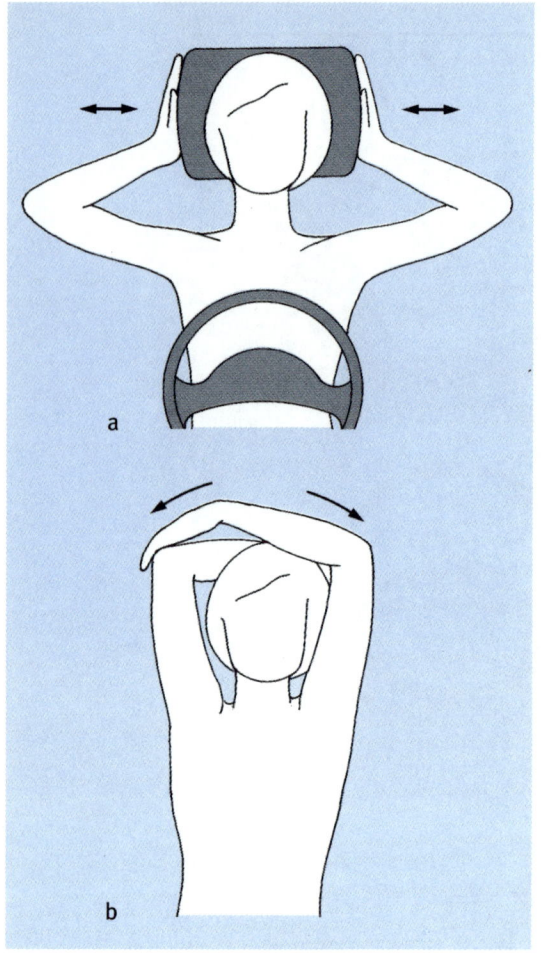

Abb. 46: (a) Anspannen und Entspannen der Rücken- und Schulter-muskulatur sowie (b) der Arm- und Schultermuskulatur.

Kräftigen Sie regelmäßig Ihre Schultermuskeln

Bei vielen Menschen hat sich ein Ungleichgewicht zwischen der nach vorn ziehenden Brust- und Schultermuskulatur und der entgegengesetzt wirkenden oberen und tiefen Schulterblattmuskulatur ausgebildet. Die wesentlich spannungsreichere Brust- und Schultermuskulatur bewirkt oft die Position des »vorgelagerten Schultergürtels«, was auf Dauer zu Nackenverspannungen führen kann, weil die Nackenmuskeln nun die Schultern und jede mit den Armen bewegte Last halten müssen. Es ist darum sinnvoll, die Schultermuskeln aufzutrainieren und die Brust- und vordere Schultermuskulatur zu dehnen, um das besagte Ungleichgewicht zu beseitigen (Abb. 47 a und b).

Die Brust- und Schulterdehnung (jeweils ungefähr 20 Sekunden) sollte immer mit angespannter Bauchmuskulatur ausgeführt werden, um ein Abgleiten ins Hohlkreuz zu verhindern.

Beim Dehnen der Schultermuskeln sollten diese immer nach hinten zusammengezogen werden. Auch hier gilt: Bauchmuskeln anspannen.

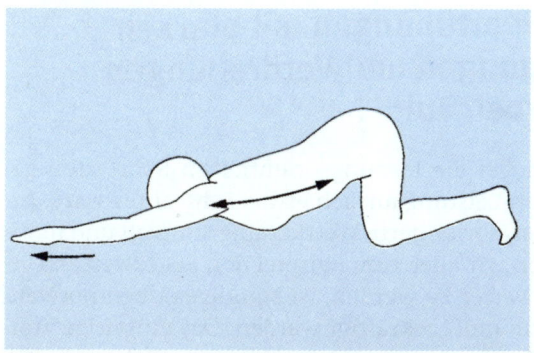

Abb. 47 a: Dehnung der verkürzten Brustmuskulatur.

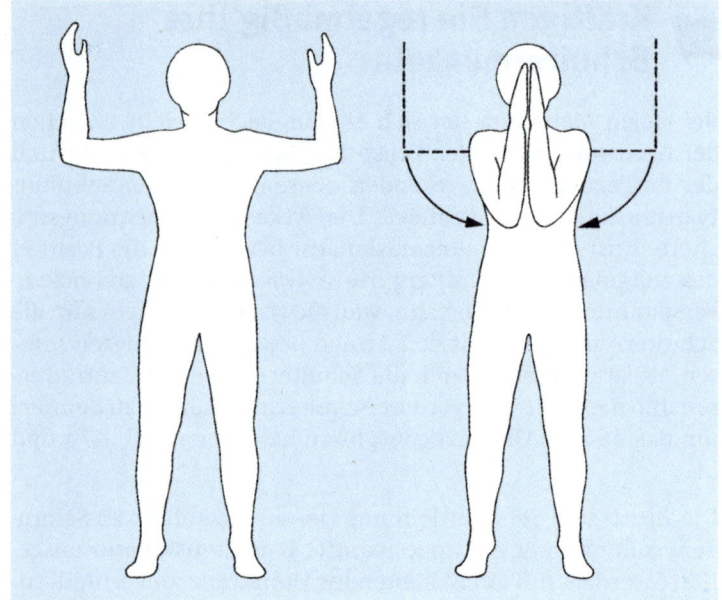

Abb. 47 b: Kräftigung der rückwärtsführenden Schultergürtelmuskulatur.

Keine Sportübungen mit starken Verbiegungen und Verdrehungen der Wirbelsäule

Hier sind besonders die leistungsorientierten Sportarten gemeint. Nicht, daß Leistung an sich etwas Schlechtes wäre; im Sport sind leistungsorientierte Wettkämpfe sinnvoll und motivierend. Nehmen wir aber zum Beispiel den Speerwerfer: Um ein guter Speerwerfer zu werden, ist ständiges Üben notwendig. Der Wurfarm muß gekräftigt werden. Das einseitige Trainieren des Wurfarms führt zu einer einseitigen Belastung der Wirbelsäule. In der Abwurfphase kommt es zum abrupten Abbremsen des Anlaufs. Die Wirbelsäule wird regelrecht gestaucht; sie muß sich extrem nach hinten verbiegen, das Hohl-kreuz wird außergewöhnlich verstärkt.

Eine ständig wiederholte extreme Verbiegung der Wirbelsäule kommt auch bei vielen anderen Sportarten vor. Tut es dem Pu-blikum nicht selbst weh, wenn es beim Stufenbarren die jun-gen Mädchen förmlich auf den unteren Holm aufknallen sieht und diese dann wie eine Feder den Rücken überspannen, um wieder emporzuschnellen? Wer kann sich nicht die enormen Kräfte in der Endphase beim Diskuswurf vorstellen, die enor-men Kräfte, die in der Wirbelsäule auftreten, wenn sich die ge-samte während der Drehung aufgenommene Energie plötzlich und abrupt mit einem Schrei entlädt? Unvorstellbare Kräfte wirken hier auf die Bandscheiben und die stabilisierenden Bän-der ein.

Sportübungen, bei denen eine starke Verbiegung oder Verdre-hung der Wirbelsäule notwendig sind, kann man nur als rük-kenschädigend bezeichnen. Sie sollten gemieden werden.

Tip 77 Anlaufzeit für Ihre Muskeln

Jede/r weiß es, viele sagen es, wenige tun es: sich vor sportli-chen Betätigungen richtig aufwärmen. Freizeitsport ist gerade in unserer Gesellschaft, die als »Sitzgesellschaft« bezeichnet wird, unverzichtbar. Mit zunehmender Bewegungsverarmung des Alltags muß während der Freizeit gezielt die Bewegung und die körperliche Beanspruchung gesucht werden. Die da-mit verbundenen Gesundheitsrisiken werden jedoch häufig unterschätzt.

Die tagsüber dominierende geistige Beanspruchung wechselt während der Sportausübung zu körperlicher Beanspruchung. Die während des ganzen Tages sozusagen »auf Sparflamme« ge-nutzte Skelettmuskulatur unterliegt dann plötzlich höchsten Beanspruchungen. Jeder weiß, daß man mit kaltem Motor kein Vollgas geben soll. Dennoch tun wir das gleiche mit unserer Muskulatur: Völlig unvorbereitet trifft sie der Leistungsanspruch. Zerrungen, Dehnungen und Verspannungen sind die Folge. Mangelnde Blut-, Sauerstoff- und Nährstoffversorgung führen zu schmerzhaften Muskelreizungen.

Eine der schädigendsten Ursachen ist die mangelnde Anlaufzeit für unsere Muskulatur, die mangelnde Aufwärmphase. Muskeln müssen langsam auf ihre Beanspruchung vorbereitet werden. Langsame, sich steigernde, rhythmische Übungen führen zu einer stetigen Zunahme der Muskeldurchblutung, zu einer verbesserten Anlieferung von Nährstoffen, Sauerstoff und einer raschen Verbesserung des Abtransports von Abfallstoffen. Die Muskulatur wird geschmeidiger und weicher. Das Unfallrisiko wird verringert. Vergessen Sie daher nicht die Anlaufzeit für Ihre Muskeln.

Tip 78 Urlaub für die Bandscheibe im Winter – eher beim Skilanglauf

Im Winter sind die meisten Sportarten im Freien erheblich eingeschränkt. Typische Wintersportarten sind Eislaufen, Rodeln, Alpinskifahren und Skilanglauf.

Der Skilanglauf zeichnet sich durch eine außerordentlich günstige Wirkung auf den Bewegungsapparat sowie auf das Herz-Kreislauf-System aus. Fast sämtliche Gelenke und Muskelketten werden trainiert. Es kommt zu einer rhythmischen Be- und Entlastung. Auch im Bereich des Rückens ist die gesamte Muskelkette in ständiger wechselnder Bewegung. Die Veränderung der Beckenneigung beim Langlauf führt zu einer sehr wohltuenden Massage für die Bandscheiben. Daneben wirken sich moderne Langlaufskier durch ihre dämpfende Funktion beim Auftreten als extrem rückenschonend aus. Eine Erschütterung der Wirbelsäule, wie zum Beispiel beim Joggen, findet nicht statt.

Ganz anders das Alpinskifahren (Abfahrtslauf). Drehbewegungen des Rumpfes gegenüber den Beinen, Rundrückenhaltung sowie harte Schläge gegen die Beine, die als heftige Erschütterungen auf die Bandscheiben übertragen werden, sind gerade-zu eine Tortur für den Rücken. Das heutige alpine Skifahren ist außerdem von langen Warteschlangen an den Liften gekennzeichnet; hierbei kühlt durch die Außentemperatur die Körperoberfläche ab. Der kühle Wind in den Liftsesseln verstärkt dann noch die Abkühlung. Oben angekommen, wird die Muskulatur des Abfahrtsläufers von der einen Sekunde zu anderen auf Höchstleistungsniveau beansprucht.

Wer schon den alpinen Skilauf nicht missen kann, sollte wenigstens abwechseln. Üben Sie deshalb neben dem Abfahrtslauf möglichst auch den Langlauf aus.

Mitmachen in der Rückenschule: Hilfe zur Selbsthilfe

Wirbelsäulengymnastik, orthopädische Rückenschule, vorbeugende Rückenschule, Rückentraining in Vereinen, Volkshochschulen, Studios, bei Krankenkassen und sogar in Firmen – eine Fülle von Angeboten mit ebenso vielen Begriffen und Namen existieren heutzutage. Wo aber ist man richtig aufgehoben, und wie kann man als Laie beurteilen, was gut ist und was nicht?

Der erste Weg vor Aufnahme eines Gesundheits- oder Bewegungsprogramms soll in jedem Fall zu einem Arzt führen, der bereits wichtige Ratschläge für die Auswahl eines geeigneten Programms geben wird.

Erkundigen Sie sich vor Anmeldung beim Veranstalter nach der Qualifikation der Kursleitung, oder sprechen Sie diese ruhig auch einmal direkt darauf an. Neben der Persönlichkeit, die Ihnen natürlich zusagen soll, ist das sicherlich der einfachste Weg zur Beurteilung eines Angebots. Die Basis für Kursleiterinnen und Kursleiter, die im Bereich der Gesundheitsförderung tätig sind, sollte eine fundierte Berufsausbildung sein (Krankengymnast/in, Sportlehrer/in oder Arzt/Ärztin). Zusätzlich sollen qualifizierte Weiterbildungsmaßnahmen zur Leitung von Rückenpräventionsgruppen befähigen.

Anerkannte Institutionen für eine solche Weiterbildung, die wir empfehlen können, sind am Ende dieses Abschnitts aufgelistet.

Scheuen Sie sich nicht, auch im Laufe eines Kurses die Fragen zu stellen, die Sie ganz persönlich interessieren oder betreffen. Ein weiteres Merkmal für gute Betreuung ist die Art und Weise, wie die Kursleitung auf Ihre Wünsche eingeht. Auch die, z. B. im Krankheitsfall, eingesetzte Vertretung sollte die gleiche Qualifikation besitzen.

Als Grundausstattung müssen in den Übungsräumen natürlich Stühle vorhanden sein. Vielleicht müssen Sie eine Matte oder Decke als Unterlage selbst mitbringen. Sie sollten außerdem grundsätzlich bequeme Sportkleidung und ein Handtuch dabei haben. Weitere sinnvolle Gegenstände in einem Übungsprogramm sind zum Beispiel Spiegel und Kleingeräte, die das Programm abwechslungsreicher gestalten können.

Für die Vermittlung theoretischer Grundlagen, die Bestandteil eines ganzheitlichen Rückenschulprogramms sein sollen, verfügt eine gut vorbereitete Kursleitung über entsprechendes Anschauungsmaterial (Schautafeln, Overheadfolien, Wirbelsäulenmodell u. ä.). Darüber hinaus kann sie möglicherweise Hinweise zum Bezug von Materialien (Literatur, Kissen, Kassetten usw.) für die Teilnehmerinnen und Teilnehmer geben oder diese sogar selbst für sie besorgen. Ein gutes Programm stellt den Teilnehmenden in der Regel auch auf das Konzept abgestimmte Begleitmaterialien wie ein Übungsplakat zur Verfügung.

Für einen Kurs von 10 × 60 Minuten Dauer muß heute mit einer Eigenbeteiligung in Höhe von DM 60,– bis DM 120,– gerechnet werden. Alle Teilnehmenden sollten klären, wie die Haltung ihrer Krankenkasse zu dem Kursangebot ist. Wenn der Krankenkasse das Konzept bekannt ist und sie es als Gesundheitsförderungsmaßnahme anerkennt, erfolgt in den meisten Fällen eine prozentuale Rückerstattung der Kursgebühren. Schließlich haben Rückenprobleme ihre Ursachen ja nicht nur im Bereich des Rückens – auch Übergewicht oder Streß können

Auslöser für Kreuzschmerzen sein. In dieser Frage sollte die Kursleitung ebenfalls kompetent beraten können.

Einrichtungen der Weiterbildung

BdR
Bundesverband deutscher Rückenschulen,
Rosenheimer Str. 53, 83043 Bad Aibling

DGOT
Präsident Prof. Dr. Zichner, Orthopädische Universitätsklinik,
Marienburgstr. 2, 60528 Frankfurt a. M.

Forum »Gesunder Rücken – besser leben« e. V.
Rheingauer Str. 41, 65343 Eltville

IFK
Interessenverband freier Krankengymnasten,
Hildebrandtstr. 4, 40 215 Düsseldorf

motio gmbh-WAGUS-Rückenschule
Ehrmannstr. 6, 76135 Karlsruhe (WAGUS® = **W**issenschaft-
liche **A**rbeitsgruppe **G**esundheit **u**nd **S**port)

ZVK
Deutzer Freiheit 72–74, 50679 Köln

Tip 80 Kaltes für den Rücken

Nachdem wir die ganze Zeit vom Warmhalten des Rückens ge-
sprochen haben, fragen Sie zu Recht: Warum soll ich den Rükken nun kalthalten? Daß Kälte auch eine wärmende Wirkung
haben kann, ist uns eigentlich allen bewußt. Wenn Sie im Winter einen ausgiebigen Spaziergang in der Kälte gemacht haben,
kennen Sie sicher anschließend die in der Wohnung heißen
Ohrläppchen. Was ist passiert? Die Kälte hat zu einem Zusam-

menziehen der Blutgefäße geführt, die Durchblutung wurde gedrosselt. Nach Wegfall des Kältereizes entspannt sich die Muskulatur der Blutgefäße, und diese werden nun extrem weit gestellt. Sie werden weitaus stärker durchblutet, als es normalerweise der Fall ist. Dies führt zu einer wohltuenden Erwärmung des Gewebes. Das gleiche können wir uns auch für den Rücken zunutze machen. Es müssen hierzu jedoch einige Punkte beachtet werden. Kälteanwendungen für den Rücken kommen nur in warmer, molliger Umgebung in Frage. Grundsätzlich müssen Sie warme Füße haben. Bei kalten Füßen vermeiden Sie Kälteanwendungen am Rücken! Sofern es Ihnen nicht zuviel ist, müssen Sie bei kalten Füßen zuvor ein Wechselfußbad zum Aufwärmen nehmen. Aber generell gilt: Keine Kälteanwendungen am Rücken bei kalten Füßen.

Die Kältebehandlung geht ganz einfach: Nehmen Sie einen Waschlappen und legen Sie ihn in leitungskaltes Wasser. Wringen Sie ihn aus, und lassen Sie sich dann den Rücken zügig vom Nacken bis zum Gesäß abwaschen. Das Eintauchen des Lappens in kaltes Wasser häufig wiederholen. Man kann die Wirkung durch sogenanntes Eiswasser verstärken, indem man die Temperatur von leitungskaltem Wasser durch Zugabe von einigen Eiswürfeln und einem Schuß Essig noch herabsetzt. Die Wirkung ist dann sehr viel intensiver.

Die Kälteanwendungen sollten nicht länger als ein bis zwei Minuten erfolgen. Anschließend wird der Rücken trockenfrottiert und mit dicken, flauschigen Tüchern bedeckt. Sie werden merken, wie sich plötzlich eine mollige und wohltuende Wärme ausbreitet. Sollte es beim ersten Mal nicht gleich klappen, so trainieren Sie Ihre Blutgefäße. Üben Sie ihr Zusammenziehen und Entspannen, indem Sie die Abreibungen häufig wiederholen. Verstärken kann man die wärmende Mehrdurchblutung durch ein anschließendes kräftiges Trockenfrottieren. Die Rubbelbewegungen, ein Massageeffekt, führen zur zusätzlichen Verstärkung der Durchblutung.

Tip 81 **Heiße Rolle für Ihren Rücken**

Unter »heißer Rolle« versteht man eine thermische Anwendung. Die Vorbereitungen sehen folgendermaßen aus: Nehmen Sie ein Frotteehandtuch und falten sie es der Länge nach einmal in der Mitte. Rollen Sie es nun straff zu einer Wurst zusammen. Anschließend halten Sie diese unter heißes Wasser, so daß das Wasser in das Innere des Handtuchs einläuft. Dies machen Sie so lange, wie Sie das heiße Wasser aushalten. Wringen Sie dann das Frotteehandtuch kurz und kräftig aus. Die heiße Rolle wird nun auf dem Rücken entlanggerollt: kurz und zügig, so daß keine unangenehmen Hitzegefühle entstehen.

Wiederholen Sie dies mehrfach. Halten Sie das Handtuch immer wieder kurz unter das heiße Wasser, wringen es aus, und rollen es auf dem Rücken ab. Die Rückenmuskulatur wird es Ihnen danken.

Tip 82 **Blumen für Ihren Rücken**

Jahrhundertelang wurden in der Volksmedizin Kenntnisse über Pflanzen und Kräuter überliefert. Durch die Entwicklung der chemischen Industrie und die hohe Wirksamkeit chemischer Präparate geriet vieles in Vergessenheit. Pfarrer Sebastian Kneipp erkannte die heilsame Wirkung von Blumen für den Körper; gemähte und getrocknete Heublumen packte er in Leinensäckchen, erhitzte sie und verwendete sie als heiße Auflagen. Die Heublumen zeigten so intensive Wirkung, daß Kneipp damit weit über die Grenzen des Landes bekannt wurde. Nutzen auch Sie ihre Heilkraft!

Zwei Wege sind möglich. Der eine, etwas aufwendigere, ist, die Heusäckchen selbst herzustellen. In der Apotheke gibt es Heublumen. Kaufen Sie zwei Kilogramm und nehmen Sie ein altes Leinensäckchen oder ein altes Kopfkissen, füllen die Heublumen hinein und binden das Säckchen zu. Erhitzen Sie nun Wasser, und zwar so heiß, daß es schon kräftig dampft, aber noch nicht kocht (es sollten an die 80 Grad sein). Das Heublumensäckchen wird in das erhitzte Wasser gelegt und soll zwei bis drei Minuten dort liegen. Dann wird es herausgenommen, rasch und kräftig ausgedrückt (eventuell in einem Frotteehandtuch) und zügig auf die schmerzhafte Rückenpartie gelegt. Sollte es zu heiß sein, lege man ein Geschirrhandtuch zwischen Rücken und Heusack. Die Anwendungsdauer beträgt fünf bis zehn Minuten. Das Heusäckchen kann zwei- bis dreimal, maximal viermal benutzt werden.

Eine weniger zeit- und arbeitsaufwendige Methode sind fertige Heublumensäckchen, die es in Apotheken und Drogerien zu kaufen gibt. Über die Industrie ist auch ein Direktbezug möglich.

 ## Rosmarin, Entspannung für den Rücken

Schon die alten Griechen waren sich der Heilwirkung natürlicher Quellen bewußt. Wo immer warmes Wasser aus der Tiefe strömte, haben sie Heilbäder eingerichtet. Milde Wärme als Therapie für den Rücken? Folgendes ist zu beachten:

Bei warmen und überwarmen Bädern wird der Kreislauf weitaus stärker belastet, als man es sich vorstellen kann. Patienten mit Herzkreislaufstörungen oder nach einem Herzinfarkt sollten nur nach ärztlicher Beratung warme Wannenbäder nehmen. Für sie bewähren sich die indifferenten Bäder. Hierunter verstehen wir eine Wassertemperatur von 35 Grad. Diese wird weder als kalt noch als warm empfunden und führt zu keiner stärkeren Belastung des Kreislaufs. Zwei, drei Grad höher, nämlich 36, 37 und 38 Grad, sind schon warme Wannenbäder. Die heißen beginnen bei 39−40 Grad und führen zu einer ordentlichen Belastung des Kreislaufs. Da jedoch gerade Wärme ein wichtiger Effekt beim Wannenbad ist, empfehlen sich sogenannte Dreiviertelbäder, das heißt, der Körper ist nicht vollständig bis zu den Schultern im Wasser, sondern nur zu drei Vierteln. Das Wasser reicht ungefähr bis unter die Brust. Der

Oberkörper ist im Freien, so daß wir hier genügend Wärme abgeben können.

Möchte man eine sehr intensive Wärmewirkung auf den Rükken, so empfiehlt sich ein sogenanntes ansteigendes Rückenbad. Legen Sie sich flach in die Badewanne mit nur 5–7 cm Wasser bei 37 oder 38 Grad. Die Beine sind anzuwinkeln, damit Sie mit dem Rücken möglichst flach auf dem Boden der Badewanne liegen. Nun langsam heißes Wasser hinzulaufen lassen, so daß die Temperatur des Wassers ansteigt. Die Temperatur sollte nicht unangenehm werden. Passen Sie jedoch auf: Gerade bei den heißen Rückenbädern soll der Bauch immer vollständig von Wasser freibleiben, nur der Rücken soll umspült werden.

Badezusätze gibt es in vielfältiger Weise, teils anregend, teils dämpfend. Als sehr wirksam hat sich ein Zusatz von Rosmarinextrakten erwiesen. Diese fördern die Durchblutung der Haut und des Unterhautgewebes und ergänzen die entspannende und entkrampfende Wirkung des warmen Wassers. Die Muskulatur wird besser ernährt, nicht nur von außen, auch von innen, und durch die Mehrdurchblutung gleichmäßig erwärmt.

Beide Wirkungen, die Warmwasserwirkung und die Rosmarinwirkung, erweisen sich als außerordentlich hilfreich bei Rückenbeschwerden. Da diese sanften Methoden nicht unmittelbar eine Besserung herbeiführen, sind wiederholte Anwendungen ratsam: zehn bis fünfzehn Wannenbäder, über zwei bis drei Wochen verteilt. Denken Sie also bei Rückenbeschwerden daran, Dreiviertelbäder oder ansteigende Rückenbäder mit Rosmarinzusatz als sanfte, aber sehr wirkungsvolle Behandlung für Ihre Rückenschmerzen anzuwenden.

Tip 84

Ameisen- und Bienengift für den Rücken

Schon unsere Großeltern nutzten die heilsame Wirkung des Ameisengifts zur Behandlung von Gelenkschmerzen. Hierzu vergrub man eine Bierflasche mit einem Rest Bier nahe einem Ameisenhaufen. Die angelockten Ameisen fielen in die Flasche und gaben (während sie in der Flüssigkeit ertranken) ihr Gift ab. Anschließend wurde das Ganze gefiltert und mit Zugabe von Alkohol (als Konservierungsmittel) zum Einreiben benutzt. Es führt beim Auftragen zunächst zu dem bekannten Brennen, wie nach einem Kontakt mit Ameisen, die ihr Gift versprühen. Das flächige Brennen geht nach vier bis fünf Minuten in ein zunehmendes Wärmegefühl über. Die Haut rötet sich, in Einzelfällen kommt es sogar zu leichten Schwellungen.

Bienengift ist sehr viel wirksamer als Ameisengift. Es führt zu einer starken Vermehrung der Haut- und Unterhautdurchblutung, zu einer Überwärmung und einem leichten Anschwellen.

Die Methode des »Bierflascheneingrabens« ist sicher mühsam und nicht sehr tierlieb. Außerdem kann man die Stärke der Tinktur nicht genau dosieren. Heutzutage gibt es moderne Zubereitungsformen, insbesondere des Bienengifts (zum Beispiel Forapin liniment). Diese Naturheilmittel sind hochwirksame Substanzen. Sie sind in Drogerien und Apotheken teils rezeptfrei, teils rezeptpflichtig erhältlich. Auch chemisch definierte Substanzen, die zu einer Haut- und Gewebereizung und Mehrdurchblutung führen, sind zahlreich im Handel. Doch Vorsicht! Intensive Wirksamkeit birgt auch Gefahren. Besonders Patientinnen und Patienten, die allergisch auf Bienenstiche reagieren, sollten diese Mittel nicht anwenden. Nehmen Sie daher erst eine winzige Probe und reiben Sie sie auf Ihren Unterarm. Kommt es zu einem Brennen und einer Rötung, so ist das eine normale Reaktion. Kommt es aber zu Quaddeln und Blasen, ist das ein Hinweis für eine Überreaktion. Weitere Anwendungen sind nicht ratsam.

Die intensive Wirkung des Bienengifts sollte nicht zusätzlich verstärkt werden. Vermeiden Sie daher eine Anwendung nach heißen Bädern oder nach der Sauna. Wegen des intensiven Brennens und der tiefen Wirksamkeit sollte das Mittel auch nicht vor dem Schlafengehen angewendet werden, da es sonst zu einer Störung der Nachtruhe kommen kann.

Die Anwendungen sollten insbesondere links und rechts, knapp zwei bis drei Querfinger neben der Wirbelsäule, dünn und flächig aufgetragen werden. Es empfiehlt sich eine Ruhepause, in der die Muskulatur sich entspannen und die intensive Mehrdurchblutung wirken kann. Der Muskel wird weicher, elastischer. Seine Kraftentfaltung wird besser, die angesammelten Abfallprodukte werden abtransportiert, und neue Nährstoffe werden angeliefert.

 ## Motorradgürtel gegen Rückenschmerzen

Sie kennen sicher den von Motorradfahrern benutzten elastischen Gürtel (der im Volksmund auch Nierenschoner genannt wird). Diese und ähnliche Bauchstützen können eine Entlastungswirkung auf die Wirbelsäule ausüben. Wir sprechen hier nicht von einem starren, nach ärztlicher Anordnung angefertigten Korsett, nicht von Stahlbandagen oder Miedern, sondern ausschließlich von einer elastischen Bandage um den Bauch. Insbesondere bei schlaffer Bauchdecke kann sich eine Bandage als außerordentlich wirksam erweisen. Bei Maximalbelastung stützt sich ja auch der Gewichtheber durch einen sogenannten Bauchgürtel, der seine Bauchmuskulatur unterstützt, um nicht zusätzlich seine Wirbelsäule zu belasten.

In wesentlich milderer Form kann man durch Wickelung des Bauches die Wirbelsäule unterstützen. Der Bauchinnenraum wirkt dabei wie eine Blase. Wenn sie vorn und seitlich gestützt wird, dann stabilisiert sie die Wirbelsäule.

Sie können sich schon durch eine einfache breite, elastische Binde helfen, indem Sie sie bei eingezogenem Bauch um ihn wickeln. Besonders bei Dauerbelastungen, beispielsweise Gartenarbeit, ergänzen sich der stabilisierende und der erwärmende Effekt.

Diese selbstgefertigten Leibbinden kann man natürlich auch industriell vorgefertigt mit Klettverschluß erhalten. Die Wirkung ist die gleiche. Es handelt sich nicht um eine direkte Stützung der Wirbelsäule, sondern um ihre indirekte Entlastung über die Bauchblase. Betont sei nochmals, daß dies nichts mit einem ärztlichen Korsett zur Korrektur von Fehlstellungen der Wirbelsäule zu tun hat.

 Tip 86

Mit dem Schal gegen Nackenschmerzen

Halswirbelsäulenbeschwerden, insbesondere die, die durch eine zu schwache oder überlastete Muskulatur auftreten, können in Frühphasen durch eine selbstgefertigte äußerliche Stütze behandelt werden: Wickeln Sie sich einen Schal mehrfach um Ihren Hals (ähnlich dem Schal, den man sich bei Halsschmerzen umbindet). Dieser Schal hätte zwar eine wärmende, jedoch keinerlei stützende Wirkung. Um ihm eine zusätzliche stützende Wirkung zu geben, legen Sie ein Geschirrhandtuch der Länge nach zur Hälfte zusammen und nach der ersten Tour des Schals um den Hals; wickeln Sie nun das Geschirrhandtuch mit ein. Die Wicklung soll ruhig stramm, aber ohne Beeinträchtigung des Schluckens oder des Atmens erfolgen.

Die Doppelwicklung aus Schal und Tuch ist zwar eine schlichte, aber wirkungsvolle Entlastung und Wärmung der Wirbelsäule. Ist der Schmerz Ihrer Halswirbelsäule jedoch so stark, daß sie schon auf leichten Druck empfindlich reagiert, dann kann durch die Wicklung eine zusätzliche Schmerzsymptomatik hervorgerufen werden. Die Behandlung mit Schal empfiehlt sich daher bei leichten Schulter-Nacken-Beschwerden, vor allem in der kühleren Jahreszeit, im Frühjahr und im Herbst. Der Kopf wird hierdurch leicht in Streckstellung gebracht, die Muskulatur von außen unterstützt, und ein zusätzlicher Wärmeeffekt tritt auf.

Wenn Sie damit nicht gleich an die Öffentlichkeit wollen, probieren Sie die Wicklung erst einmal zu Hause in den eigenen vier Wänden aus. Unsere selbstgefertigte Halsstütze ist einfach, aber trotzdem sehr wirkungsvoll.

Tip 87 Der große Rollhügel, ein Nachtplagegeist

Verspüren Sie Schmerzen oder Druckschmerzen über dem »seitlichen Hüftknochen« – die Ärzte sprechen von dem großen Rollhügel oder Trochanter major –, dann leiden Sie mit großer Wahrscheinlichkeit an einer Entzündung. Diese Entzündung wird durch Ihren eigenen Körperdruck in einem Schleimbeutel, der über dem großen Rollhügel liegt, ausgelöst. Der große Rollhügel liegt seitlich in kleinen Grübchen am Oberschenkel. Häufig klagen Patientinnen und Patienten darüber, daß ihre Hüfte schmerzt. Es handelt sich jedoch nicht direkt um das Hüftgelenk, sondern um einen am Oberschenkelknochen gelegenen Knochenvorsprung. Beim Schlafen in Seitenlage weichen Sie typischerweise dem Druckschmerz aus und bringen so Ihre Wirbelsäule über mehrere Stunden während der Nachtruhe in eine dauerhafte Zwangsfehlhaltung. Vorwiegend werden Sie eine halbseitige Bauchlage mit angezogenen Beinen einnehmen oder sogar ganz auf dem Bauch schlafen. Hierdurch kommt die Wirbelsäule in eine verdrehte Position oder in eine verstärkte Hohlkreuzfehlhaltung. Die dadurch fehl- und überbelastete Wirbelsäule, die Beckengelenke sowie die Rückenmuskulatur reagieren mit chronischen Schmerzphänomenen.

Abhilfe schaffen Sie mit einem klinisch bewährten Behandlungsprinzip, bei dem die punktförmige Belastung des großen Rollhügels vermieden wird. Hierzu eignet sich am besten die Rückenlage; dann wird die seitliche Hüftregion überhaupt nicht belastet. Bei gewohnheitsbedingten Seitenlagerungs-schläfern können spezielle Unterlagen und Kissen mit Ausspa-rungen oder Weichbettungen Abhilfe schaffen.

Wenn es bereits zu einer Entzündung des Schleimbeutels ge-kommen ist, so hilft zunächst die lokale Kältebehandlung. Nehmen Sie einen Eiswürfel und reiben Sie die schmerzhafte Region zwei- bis dreimal am Tag damit ab. Entzündungshem-mende Auflagen und Salben ergänzen die Behandlung. Falls der Schmerz unverändert anhält oder sogar an Intensität zu-nimmt, muß eine ärztliche Behandlung der Schleimbeutelent-zündung erfolgen.

 ## Kettenverspannungen: Folge einer falschen Schlafposition

Unter Kettenverspannungen versteht man eine Reihe von mus-kulären Verkrampfungen, die wie Kettenglieder hintereinan-der angeordnet sind. Solche Kettenverspannungen finden sich besonders im Bereich des Hinterkopfes, der Hals-, Nacken- und Schulterregion. Haben sich Kettenverspannungen bei Ihnen festgesetzt, so plagen Sie wechselnde Hinterkopf-, Hals- oder Schulterschmerzen, die gelegentlich sogar in die Arme aus-strahlen.

Überprüfen Sie die nächtliche Liegeposition von Kopf, Hals, Schultern und Armen. Liegt Ihr Arm beim Einschlafen unter Ihrem Kopf oder Hals? Spannt sich die Muskulatur zwischen den Schulterblättern stark an?

Sobald die Halswirbelsäule in Seitenlage nicht ständig gerade liegt, kommt es auf der einen Seite zur Überdehnung der Mus-kulatur und auf der anderen Seite zur verstärkten Belastung der Wirbelgelenke. Das gleiche geschieht, wenn die Wirbelsäu-le in Rückenlage nicht in dauerhafter, entlastender Position liegt. Chronische Beschwerden mit Kopf-, Nacken-, Schulter-oder Armschmerzen werden so lange anhalten, wie die entla-stende Schlafposition nicht erreicht ist.

Für einen für die Wirbelsäule gesunden Schlaf in Seiten- und Rückenlage müssen Sie Ihr Kopfkissen und (diese Überlegung wird für Sie neu sein) Ihr individuelles Kopfgewicht, Halsprofil und die Schulterbreite so berücksichtigen, daß stets die Halswirbelsäule entlastet ruhen kann. Erfüllt Ihr Kopfkissen diese Voraussetzung? Vielleicht ist es nur zu alt und die Federn sind völlig verklumpt, so daß nur noch ein Kopfkissenknäuel existiert.

Es gibt eine Reihe von unterstützenden Hilfsmitteln für die Nacht: mondsichelförmig gestaltete Nackenhörnchen oder gemuldete Kopfkissen in verschiedenen Formen, individuell einstellbare Luftpolsterungen oder Stecksysteme, die eine individuelle Anpassung erlauben. Alle Systeme streben eine möglichst entlastende Lagerung für Ihren Kopf an. Dabei muß nicht das Teuerste das Beste sein. Es ist wichtig, daß das System zu Ihrem Kopf, Ihrer Halswirbelsäule und Ihrer Körperkonstitution paßt. Eventuell sollte man im Geschäft einmal kurz ausprobieren, ob mit dem Kissen ein bequemes und unverkrampftes Liegen (Schlafen) möglich ist.

 ## Nackenschmerzen – manchmal durch Ohrringe

Ohrringe? werden Sie fragen. Ich trage doch keine kiloschweren Ohrringe, die zu einer Belastung meiner Halswirbelsäule führen können. Nun, es ist ein völlig anderer Effekt. Zunächst der Hintergrund: Die Chinesen entdeckten die Wirkung von Nadeln an bestimmten Punkten im Körper. Es handelt sich um Punkte auf feinen Verbindungslinien, die eine nicht durch Nerven oder Blutgefäße vorgegebene Linie bilden. Auf solchen Linien kommt es zum Energiefluß. An bestimmten Stellen, die zur Akupunktur benutzt werden, kann es zu Blockierungen des Energieflusses kommen. Der Energiefluß kann durch Nadeln, die an diesen Punkten gesetzt werden, beeinflußt werden. Er kann beschleunigt und verbessert, verlangsamt und blockiert oder er kann auf andere Bahnen umgelenkt werden.

Während sich dieses Netz in unserem ganzen Körper erstreckt, findet sich ein sehr dichtes, aber hochwirksames Energielinienennetz am Ohr; man benutzt es zur Ohrakupunktur. Einzelne Nadeln, häufiger sogenannte Dauernadeln, werden an bestimmten Punkten am Ohr angebracht. Sie können wie am Körper den Energiefluß auf den Verbindungslinien beschleunigen oder hemmen oder sogar auf andere Leitungen umleiten.

Der moderne Ohrschmuck, sei es bei der Frau, sei es beim Mann, ist vielfältig. Oft ist es nicht nur ein Ohrring, sondern eine ganze Reihe von Ohrschmuck. (Es geht hier nicht um den mit einem Clip angebrachten Ohrring, sondern um den durch das Ohr durchgestochenen.) Unsere Energielinien unterscheiden nicht, ob es sich um eine Akupunkturnadel oder um einen Ohrring handelt, der bestimmte Punkte durchkreuzt. Deshalb können Ohrringe, an ungünstiger Stelle durchgestochen, bei empfindsamen Patientinnen und Patienten zu Veränderungen des Energieflusses führen. So wie Schmerzen sehr wirksam mit der Ohrakupunktur behandelt werden, können in Einzelfällen Nackenschmerzen durch Ohrringe ausgelöst werden. Prüfen Sie daher, ob das Tragen von Ohrringen bei Ihnen zu Beschwerden führt. Entfernen Sie eine Zeitlang die Ohrringe und achten Sie darauf, ob die Nackenbeschwerden dann nachlassen. Wiederholen Sie gegebenenfalls den Test, bis Sie sicher sind. In einem solchen Fall sollten Ohrringe in den bisherigen Ohrlöchern nicht mehr getragen werden.

Tip 90 **Pressen Sie Ihre Kopfschmerzen weg**

Mit dem Ausdruck »pressen« ist nicht die Preßatmung gemeint, sondern der Druck mit der Fingerkuppe. Wir nutzen hierbei das Wissen der Akupunktur. (Wenn früher die Akupunktur als Scharlatanerie abgetan wurde, ist ihre Wirksamkeit heute unumstritten.) Nach den Erkenntnissen insbesondere der Chinesen fließt die Energie im Körper in bestimmten Bahnen. Bei Störungen des Energieflusses durch Fehlleitungen der Energie kommt es zu Beschwerden. Auf den »Energiebah-

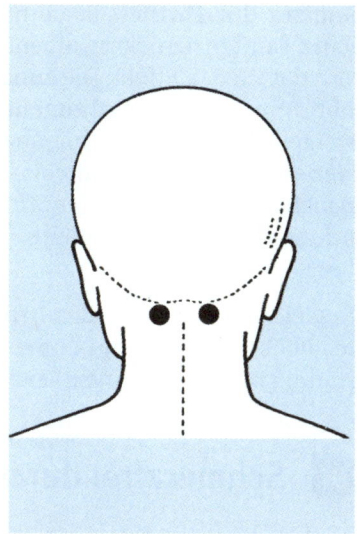

Abb. 48: Zwei hilfreiche Aku-
pressurpunkte am Hinterkopf
bei Kopfschmerzen.

nen« gibt es Hauptgebiete, die sich als besonders empfindsam
erweisen. Durch Stiche mit der Akupunkturnadel in diesen
Hautarealen kann der gestörte Energiefluß reguliert werden.

Da Akupunkturpunkte mit der Nadel sehr genau getroffen
werden müssen, was oft nur in Kombination mit eingehender
Punktanalyse erfolgreich ist, erweisen sie sich auch nur in der
Hand der Erfahrenen als wirksam. Es muß aber nicht immer eine Nadel sein, die den Reiz bewirkt. Besonders wirksame Punkte können auch durch Fingerdruck stimuliert werden.

Bei Nackenkopfschmerzen hat sich ein Punkt am Hinterkopf
als besonders wirksam erwiesen. Dieser Punkt liegt knapp
oberhalb der Haaransatzgrenze. Wenn Sie also an Ihrem Nak-
ken nach oben streichen und den Haaransatz finden, so tasten
Sie noch etwas höher, bis Sie einen knöchernen Widerstand
verspüren: den Unterrand des Schädels. Der wirksame Punkt
zur Selbstbehandlung liegt knapp eineinhalb bis zwei Querfinger neben der Wirbelsäulenmitte und knapp einen Zentimeter
unterhalb dieser Knochenkante (Abb. 48). An dieser Stelle soll

jemand (Ihr Partner, Bekannte) mit dem Zeigefinger einen ganz sanften Druck ausüben; leicht kreisende Bewegungen verstärken den Effekt. Die zunächst mit leichtem Druck ausgeübte Stimulierung wird zunehmend intensiviert, der Druck gesteigert. Er darf jedoch nie unangenehm werden. Am günstigsten scheint zu sein, wenn man hierzu ganz entspannt auf dem Bauch liegt. Die Dauer der Stimulation sollte zwei bis fünf Minuten betragen. Es empfiehlt sich eine mehrmalige Wiederholung.

In vielen Fällen lassen sich bereits durch Reizung dieses Punktes leichte Nackenkopfschmerzen bessern und teilweise vollständig beseitigen. Einen Versuch sollte es allemal wert sein.

Tip 91 Schmerzfrei durch Fingerdruck

Zunächst müssen wir uns die Grundlagen für den Fingerdruck vor Augen führen. Akupunktur ist eine vielfältig wirksame Therapieform. Eine der wichtigsten Wirkungen ist die Schmerzlinderung. Sie kann daneben krampflösend und entzündungshemmend sein. Was wir jedoch nutzen wollen, ist die schmerzstillende Wirkung. Nun werden manche sagen: Akupunktur, das kann ich nicht. – Sehr wohl, Akupunktur können nur Ausgebildete und Erfahrene wirkungsvoll vornehmen. Es gibt jedoch starke empfindsame und außerordentlich schmerzstillende Haut- und Gewebeareale. Hier muß es nicht unbedingt die Nadelspitze sein, sondern es kann auch ein stumpfer Druck von außen sein.

Der wirkungsvollste Punkt, den wir uns zunutze machen können, liegt an der Hand. Man findet ihn folgendermaßen: Legen Sie Ihren Daumen an den Zeigefinger an. Nahe der Daumenbasis ergibt sich dann eine Vorwölbung der Weichteile, sie bilden eine leichte Kuppe. Der höchste Punkt dieser Weichteilkuppe stellt unseren Therapiepunkt dar (Abb. 49). Schon viele tausendmal hat er durch einfache Reizung bei beginnenden Schmerzen geholfen. Es muß keine Nadel sein, im Büro zum Beispiel kann es eine Kugelschreiberspitze sein, die zur Stimu-

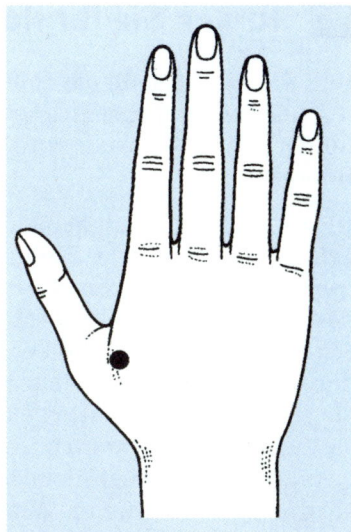

Abb. 49: Schmerzstillender
Punkt an der Hand.

lation benutzt wird. Setzen Sie sie auf diesen Punkt auf und führen Sie sie mit zunehmendem Druck in kreisenden Bewegungen in die Tiefe. Tritt ein dumpfes, elektrisierendes Gefühl auf – die Chinesen nennen es »de qui« –, sind Sie an der richtigen Stelle. Wenn man gerade keinen Kugelschreiber hat, genügt auch der Fingernagel des Daumens der anderen Hand.

Der beschriebene Punkt ist als einer der schmerzstillendsten Punkte bekannt. Nutzen Sie ihn, wo immer Sie sind, sei es im Zug, wenn sich bei längeren Reisen Rückenbeschwerden einstellen, sei es im Büro, wenn beim Arbeiten am Computer Nakkenschmerzen auftreten. Ausdrücklich sei hier aber festgestellt: Dieser Punkt führt nur zur Schmerzstillung, er führt nicht zur Heilung, nicht zur Beseitigung von Arthrosen, er wirkt ausschließlich schmerzstillend.

Tip 92 | **Turnen Sie Ihr Hohlkreuz weg**

Wie wir wissen, stellt das Hohlkreuz eine der Hauptursachen für tiefsitzende Lendenwirbelsäulenbeschwerden dar. Wann immer uns dies bewußt wird, sollten wir etwas gegen unser Hohlkreuz tun.

Hierzu sind viele Maßnahmen sinnvoll. Wichtig sollte eine regelmäßige Übung sein. Die Erfahrung zeigt nämlich, daß die wenigsten Patientinnen und Patienten ein regelmäßiges gymnastisches Übungsprogramm einhalten. Nur in der akuten Schmerzphase wird vorübergehend das Übungsprogramm durchgeführt, bald danach jedoch wieder aufgegeben. Sollten Sie regelmäßig gymnastische Übungen durchführen, gehören Sie zu den wenigen konsequent Turnenden. Zählen Sie zu den weniger konsequenten, dann lernen sie Übungen, die Sie überall durchführen können. Man darf jedoch nicht vergessen: Übungen zur Beseitigung von Wirbelsäulenbeschwerden lassen sich am wirkungsvollsten im Liegen durchführen. Es fällt natürlich schwer, sich im Büro oder auf der Stehparty hinzulegen.

Zunächst will ich eine Übung beschreiben, die, zu Hause durchgeführt, gut wirksam zur Beseitigung des Hohlkreuzes ist. Man legt sich hierzu auf den Boden, die Füße werden auf einen Stuhl oder einen Sessel gelegt, so daß Hüfte und Kniegelenke rechtwinklig gebeugt sind. Nehmen Sie nun die linke Hand und führen Sie sie zwischen Kreuz und Wirbelsäule. Sie werden dort einen Hohlraum verspüren; er entspricht genau der Muldung, die Ihr Hohlkreuz macht. Entspannen Sie sich. Vielleicht reicht schon die leichte Entspannung aus, daß das Kreuz absinkt und sich dem Boden nähert. Kontrollieren Sie wieder mit der Hand. Reicht es nicht aus, so ziehen Sie den Bauch ein. Versuchen Sie dadurch, das Becken nach vorn zu kippen und die Lendenwirbelsäulenmuldung zu beseitigen (Abb. 50).

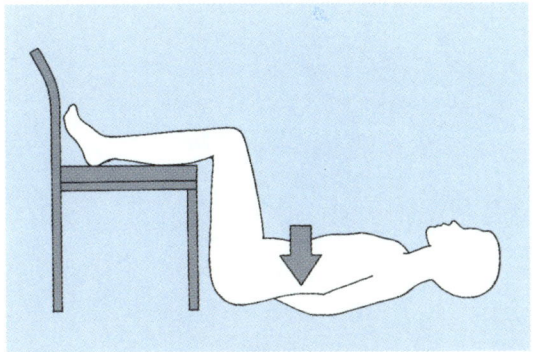

Abb. 50:   Übung gegen das Hohlkreuz.

Tip 93   Zunächst den Bauch, dann den Rücken

Wenn wir gymnastische Programme entwerfen, die zur Kräftigung der Muskulatur vorgesehen sind, dann müssen wir uns zunächst darüber im klaren sein, welche Muskelgruppen trainiert werden sollen. Am wirkungsvollsten zur Entlastung der Wirbelsäule erweisen sich die Bauchmuskeln. Bereits durch Anspannen der Bauchpresse reduziert sich der Bandscheibendruck um fast dreißig Prozent! Nun ist der Bauchmuskel nicht ein einziger Muskel, sondern setzt sich aus verschiedenen Einzelmuskeln, den geraden und den schrägen Bauchmuskeln, zusammen. Wie sieht ein einfaches Übungsprogramm zur Kräftigung der Bauchmuskulatur aus?

Die altbekannten Klappmesser-Übungen aus der Zeit des Turnvaters Jahn sind heute passé, sie sind viel zu rückenbelastend und trainieren weniger die Bauchmuskeln als vielmehr die Hüftbeugemuskulatur. Um nicht die gerade Hüftbeugemuskulatur zu trainieren (Abb. 51 b), müssen wir vor dem Anspannen der Bauchmuskulatur die Hüften beugen. Dies kann man durch eine Stufenlagerung erreichen, indem man die Beine auf einen Sessel oder Stuhl legt, oder aber durch einfaches Anstellen der Beine.

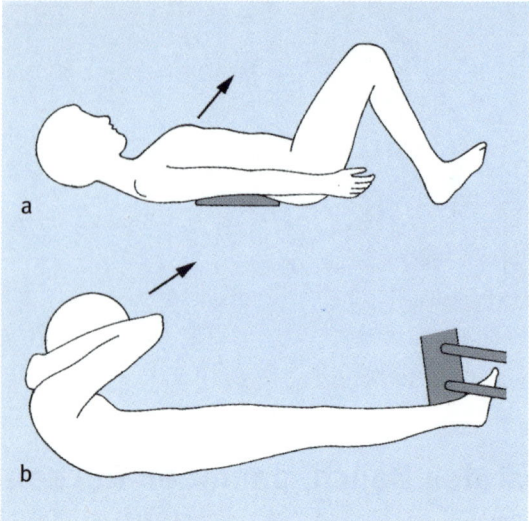

Abb. 51:   Bauchmuskeltraining: (a) richtig; (b) falsch. Durch das starke Ziehen am Nacken wird die Halswirbelsäule strapaziert, außerdem ist der Hüftbeugemuskel zu sehr an der Übung beteiligt.

Begeben Sie sich in die Rückenlage und winkeln Sie die Beine an – so wird der Druck von der Bandscheibe genommen. Legen Sie sich ein Kissen unter die Lendenwirbelsäule und ziehen Sie die Fußspitzen an. Halten sie die Arme parallel zum Boden. Die Daumen zeigen nach außen. Heben Sie den Oberkörper langsam und ohne Schwung nach vorne-oben an, nicht ganz nach oben (wenige Zentimeter reichen aus). Halten Sie die Stellung kurz und lassen Sie sich dann langsam wieder auf den Boden zurück. Wiederholen Sie diese Übung im Zehnerrhythmus. Aber nicht übertreiben! Beginnen Sie langsam und wiederholen Sie diese Übungen täglich. Erst nach zwei, drei Wochen soll die Anzahl der Übungen langsam, aber gleichmäßig gesteigert werden.

Nochmals zusammenfassend: Beine angestellt oder auf dem Stuhl, Arme nach vorn und den Oberkörper gerade eben vom Boden abheben, kurz halten und wieder entspannen. Üben Sie nicht zuviel, starten Sie lieber häufiger kleine Übungsreihen (Abb. 51 a).

Tip 94 Mit dem Rücken für den Rücken

Während die Wirbelsäule nach vorn zur Seite hin von den großen Bauchmuskeln gestützt wird, wird sie nach hinten und seitlich durch die Rückenmuskelstrecker stabilisiert. Übungen zur Kräftigung der Rückenmuskulatur sollten grundsätzlich in Entlastungslagerung durchgeführt werden. Wie wir wissen, ist die Stufenlagerung eine gute Entlastungslagerung. In der normalen Stufenlagerung können jedoch die Rückenmuskeln relativ schlecht geübt werden. Deshalb ist hier eine sogenannte Bauchstufenlagerung sinnvoll. Diese ist nun aber nicht so einfach zu erreichen. Im Prinzip bräuchte man einen Würfel, auf dem man den Oberkörper so ablegen könnte, daß Hüfte und Knie rechtwinklig gebeugt sind. Ein solcher Würfel ist im Alltag kaum je vorhanden. Sie müssen also Ihren Ideen etwas freien Lauf lassen: Suchen Sie Ihre Wohnung ab, vielleicht ist es die Couch, vielleicht ein Bett, das die geeignete Höhe hat. Knien Sie sich auf den Boden, so daß Knie und Hüften rechtwinklig gebeugt sind, und legen Sie den Oberkörper auf der Unterlage ab. Die Hände werden nun im Nacken gefaltet, dann hebt man zunächst die linke und dann die rechte Schulter von der Unterlage ab. Diese Übung wird in kurzen Sequenzen wiederholt, jedoch nicht zuviel, um eine Überlastung der Muskulatur zu vermeiden.

Nach ein, zwei Wochen konsequentem Training kann die Übung abgewandelt werden. Man beginnt nun nicht die linke und rechte Schulter wechselweise abzuheben, sondern versucht beide Schultern gleichzeitig von der Unterlage abzuheben. Hierbei kommt es nicht auf die Höhe der Bewegung an, sondern auf die Wiederholung der Übung. Kopf und Schultern gerade eben abheben reicht völlig aus, um den Muskel genügend anzuspannen und zu trainieren.

Sollte Ihnen die Stufenlagerung zu kompliziert sein, so können – wenngleich aus ungünstigerer Haltung heraus – die Übungen auch in der Bauchlage durchgeführt werden.

Paddeln Sie im Trockenen auf dem Bauch

Zur Kräftigung der Rückenmuskulatur und damit zur Stabilisierung und Entlastung Ihrer Wirbelsäule eignen sich am besten Übungen in der Bauchstufenlagerung. Da diese, wie gesagt, nicht immer einfach zu erreichen ist, gilt die sogenannte Bauchlageübung als Übung der zweiten Wahl. Verwenden Sie dazu eine nicht zu harte Unterlage, da sonst der Beckenknochen schmerzt.

Wir beginnen folgendermaßen: Aus der entspannten Bauchlage heraus – legen Sie dabei ein Kissen unter den Bauch – werden zunächst der rechte Arm und das linke Bein gemeinsam von der Unterlage abgehoben, kurz gehalten und wieder abgelegt. Schauen Sie dabei auf den Boden und spannen Sie Bauch- und Gesäßmuskulatur an. Nun wird der linke Arm und das rechte Bein abgehoben, kurz gehalten und wieder abgelegt. Diese Übung erfolgt im Wechsel, bis man merkt, daß die Arme und Beine schwerer werden. Legen Sie eine Pause von fünf Minuten ein und wiederholen Sie das Ganze. Zu Beginn soll man nicht übertreiben.

Wenn Sie zu den regelmäßig Übenden gehören, wird es Ihnen nach einiger Zeit möglich sein, die zweite Stufe dieser Übung durchzuführen: Nachdem zuvor wechselseitig – linkes Bein, rechter Arm/rechtes Bein, linker Arm – angehoben wurden, hebt man nun beide Arme und anschließend beide Beine von der Unterlage ab. Hier ist es notwendig, daß man die Beine bzw. die Arme mit den Schultern gerade eben von der Unterlage abhebt und nicht zu stark ins Hohlkreuz geht, es kommt sonst zu

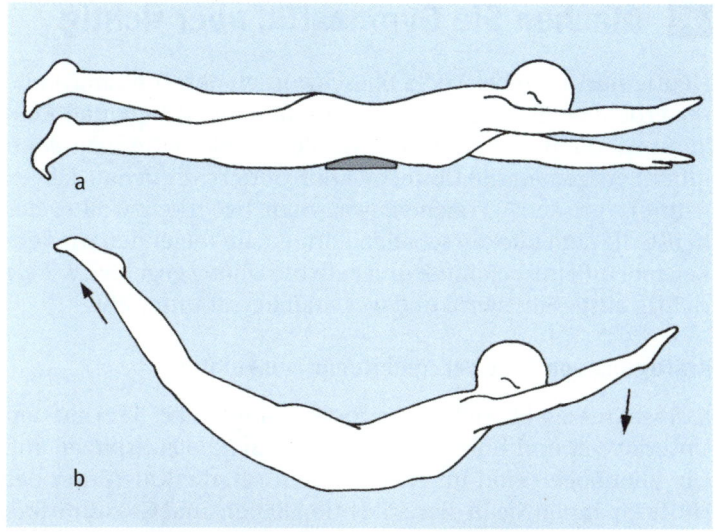

Abb. 52:   Rückenmuskeltraining: (a) richtig, (b) falsch.

einer ungünstigen Hohlkreuzwirkung; gerade eben Arme und Beine vom Boden abheben und kurz anhalten und dann wieder entspannt ablegen (Abb. 52 a).

Die dritte Stufe ist die schwierigste und gleichzeitig, wenn sie ohne genügend vortrainierte Muskulatur durchgeführt wird, auch eine eventuell belastende Übung für den Rücken. Hierbei werden aus der entspannten Bauchlage heraus beide Arme und beide Beine von der Unterlage abgehoben, heben Sie sie jedoch auch hier nur leicht vom Boden ab, nicht zu hoch, da sonst die untere Rückenmuskulatur zu stark beansprucht wird (Abb. 52 b). Es kommt nicht auf die Höhe, sondern auf die Häufigkeit des Abhebens an. Das beste Training für die Muskulatur erreicht man, wenn man nach dem Abheben die Position kurz anhält und dann langsam absetzt. Ist ein langsames Absetzen nicht mehr möglich und läßt man Arme und Beine förmlich auf den Boden zurückplumpsen, dann hat man schon zuviel getan.

Machen Sie Gymnastik, aber richtig

Häufig hört man bei Rückenbeschwerden aufgrund muskulärer Probleme die Empfehlung, vor allem die Bauch- und Rückenmuskulatur solle trainiert werden. Leider wird man dann oft mit gutgemeinten Übungen konfrontiert, die genau das Gegenteil von dem erreichen, was man bewirken wollte, das heißt, die dem Rücken schaden können. Im folgenden wird ein Beispiel für eine bekannte und beliebte Übung gegeben, wie sie richtig ausgeführt wird und was man besser unterläßt.

Kräftigung von Schulter- und Rumpfmuskulatur

Richtig: Stützen Sie sich in der Bankstellung (Abb. 53 a) auf den Unterarmen und Knien ab und setzen Sie die Fußspitzen auf. Die Ellenbogen sind unter den Schultern, die Knie unter der Hüfte. Spannen Sie in dieser Position Bauch- und Gesäßmuskulatur an. Wenn Sie die Ausgangsstellung leicht halten können, bringen Sie das Gewicht auf die Zehenspitzen, indem Sie die Knie etwa zwei Zentimeter vom Boden abheben. Halten Sie die neue Position und atmen Sie ruhig und gleichmäßig weiter.

Falsch: So wie in der in Abbildung 53 b gezeigten Übung sollten Sie es nicht machen, da es hier durch mangelnde Körperspannung und nicht genügend ausgebildete Schultermuskulatur zu einer Überlastung des Schultergürtels und der Lendenwirbelsäule kommt.

Tip 97 Büromenschen: Lockerungspausen sind angesagt

In den Büros in Asien ist es längst gang und gäbe, daß man immer wieder Lockerungspausen während der Arbeit einlegt. Bei uns werden solche Versuche noch belächelt, sie dürften sich jedoch in den nächsten Jahren aufgrund ihrer Wirksamkeit und ihres Erfolges auch hier rasch ausbreiten. Bedenken Sie daher diese Erkenntnisse und machen Sie sie sich zunutze: Legen Sie

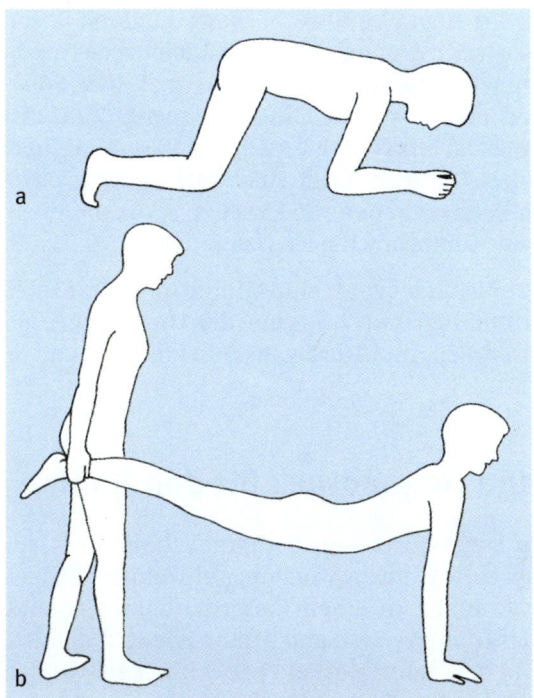

Abb. 53: Kräftigung von Schulter- und Rumpfmuskulatur: (a) richtig, (b) falsch.

Lockerungsübungen am Arbeitsplatz ein. Eine Minute ist völlig ausreichend. Wir haben eine einfache Übung ohne jegliche Hilfsmittel ausgesucht. Sie kann auch zu Beginn, sozusagen als Einstimmung oder Aufwärmphase vor der Arbeit am Schreibtisch, vor Beginn der Arbeit mit der Schreibmaschine oder am Computer, zur Muskellockerung und Steigerung der Durchblutung durchgeführt werden:

Legen Sie zunächst alle Arbeitsgeräte aus der Hand und lassen Sie Ihre Arme seitlich locker herunterhängen. Zum Start zwei- bis dreimal tief ein- und dann langsam und entspannt ausatmen. Lassen Sie jetzt den Kopf langsam nach vorn sinken, bis das Kinn fast Ihr Brustbein berührt. In dieser Stellung lassen Sie den Kopf zwei- oder dreimal locker und leicht nach vorn nachfedern, dann wieder aufrichten und nochmals hängenlassen. Dasselbe machen wir nun nach links und rechts. Zunächst den Kopf langsam nach links fallen lassen, so daß sich das linke Ohr auf Ihrer linken Schulter ablegt. Auch hier in der Endstellung leicht nachfedern und den Kopf wieder zurücknehmen. Führen Sie dieselbe Übung auch nach rechts aus.

Die Übung dauert nicht länger als eine Minute und führt zu einer Dehnung (Stretching) und Lockerung der Muskulatur. Verkrampfungen lösen sich, und Muskelansatzschmerzen entstehen erst gar nicht.

Tip 98 Druck und Gegendruck für den Kopf

Das Arbeiten am Schreibtisch, am Computer führt meist zur einseitigen dauerhaften Beanspruchung einzelner Muskelgruppen. Diese kommen in einen Dauerspannungszustand, verkürzen und verkrampfen sich und beginnen zu schmerzen. Die anderen, nicht benutzten Muskeln hängen schlaff, werden nicht trainiert und nicht gefordert. Zur Stärkung der schlaffen Muskeln, gleichzeitig auch zur Entspannung der verkrampften Muskulatur eignet sich das sogenannte Druck-Gegendruck-Prinzip:

Verschränken Sie zunächst beide Hände hinter dem Kopf. Drücken Sie mit dem Kopf gegen die Hände und üben Sie mit den Händen einen Gegendruck aus, so daß sich der Kopf nicht bewegt. Halten Sie diese Spannung für zehn Sekunden, atmen Sie tief ein, entspannen Sie beim Ausatmen Ihre Nackenmuskulatur, und drücken Sie mit der Hand den Kopf leicht und federnd nach vorn. Wiederholen Sie diese Übungen zwei- bis dreimal. – Nun werden die verschränkten Hände vor der Stirn angelegt. Drücken Sie mit dem Kopf nach vorn gegen Ihre Hand, und üben Sie mit den Händen einen Gegendruck aus, so daß sich auch jetzt der Kopf nicht bewegt. Halten Sie diese Spannung für zehn Sekunden, atmen Sie tief ein, entspannen

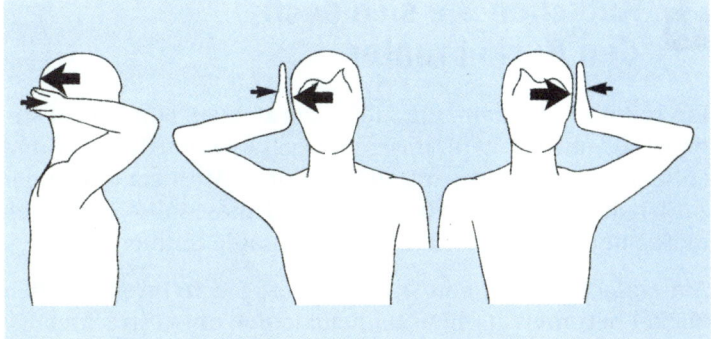

Abb. 54:   Druck-Gegendruck-Methode.

Sie während des Ausatmens Ihre Nackenmuskeln und biegen Sie den Kopf leicht und rhythmisch mit der Hand nach hinten. – Der dritte Teil ist die Seitwärtsdruck-Gegendruck-Methode. Legen Sie die linke Hand an das linke Ohr. Drücken Sie mit dem Kopf gegen Ihre Hand und mit der Hand gegen Ihren Kopf, so daß sich der Kopf auch hierbei nicht bewegt. Halten Sie diese Spannung zehn Sekunden, atmen Sie tief ein und entspannen Sie beim langsamen, tiefen Ausatmen Ihren Kopf und federn Sie mit der Hand den Kopf zur Gegenseite. Gleiches wiederholt man mit der anderen Hand zur Gegenseite (Abb. 54).

Diese einfache, aber hochwirksame Druck-Gegendruck-Methode mit anschließender Entspannung trägt übrigens die komplizierte Bezeichnung »isometrische Tonisierung mit postisometrischer Relaxation«.

Tip 99

Rutschen Sie sich doch den Buckel runter

Ein stabiles Haus kann nur auf einem stabilen Fundament stehen. Das Fundament für unsere Wirbelsäule sind die Beine und Füße. Zu den kräftigsten stabilisierenden Muskeln des Beines zählen die Oberschenkelmuskeln. Auch diese sollte man regelmäßig und ohne Belastung der Wirbelsäule trainieren.

Am einfachsten können Sie das, indem Sie an Ihrem eigenen Buckel herunterrutschen. Lehnen Sie sich mit gestreckten, jedoch leicht schräggestellten Beinen flach an eine Wand (die Füße befinden sich 40–50 cm vor der Wand). Die Schultern, die Brustwirbelsäule und das Gesäß sollten an der Wand gut anliegen. Lassen Sie sich nun langsam an der Wand hinuntergleiten, bis der Oberschenkel waagerecht steht, das heißt, die Hüfte und das Kniegelenk sind nun fast rechtwinklig gebeugt. Halten Sie diese Position und schieben Sie sich wieder in die Ausgangsposition zurück. Eine rasch ermüdende und schmerzende Muskulatur wird Ihnen zeigen, welchen Teil Ihrer Muskulatur Sie trainieren. Wiederholen Sie die Übung mehrmals, übertreiben Sie jedoch nicht, damit Sie am nächsten Tag nicht mit Muskelkater aufwachen.

Steigern Sie die Zahl der Übungen wöchentlich, nicht täglich. Vielleicht führen Sie die Übung gleich einmal durch? Überall, wo eine Wand ist, können Sie sie machen. Rutschen Sie sich doch mal den Buckel runter!

Tip 100 # Da capo!

Man lese dieses Buch nach Möglichkeit gleich noch einmal.

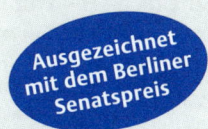
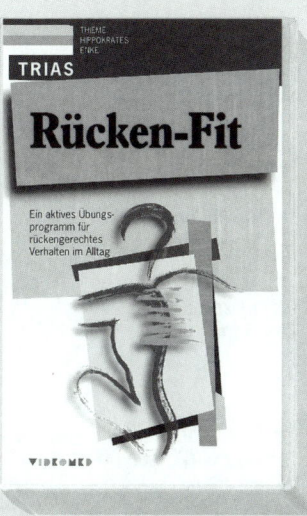
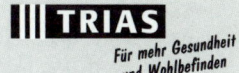

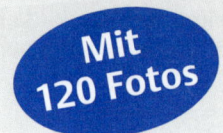
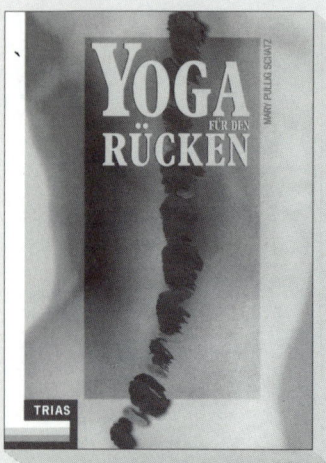
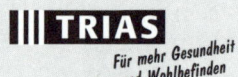